DES
DÉFORMATIONS THORACIQUES

ET DES

DÉVIATIONS RACHIDIENNES

dans leurs rapports avec les obstructions chroniques
des voies respiratoires supérieures

PAR

Le Docteur A. CHAPARD

de la Faculté de Paris

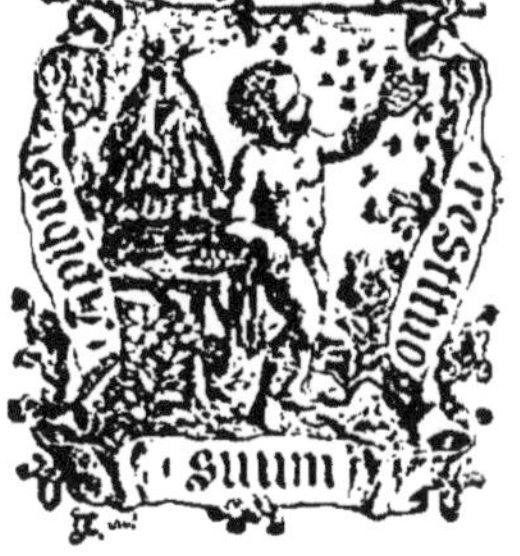

PARIS
SOCIÉTÉ D'ÉDITIONS SCIENTIFIQUES
PLACE DE L'ÉCOLE DE MÉDECINE
4, Rue Antoine-Dubois, 4
—
1896

DÉFORMATION

E

DÉVIATIONS

dans leurs rapports avec le

des voies respirato

PAR

Le Docteur A.

de la Faculté de

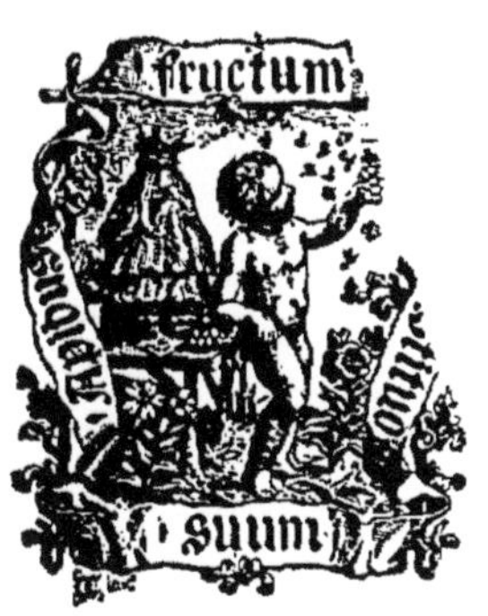

PARIS

SOCIÉTÉ D'ÉDITIONS SCIENTIFIQ

PLACE DE L'ÉCOLE DE MÉDECINE

4, Rue Antoine-Dubois, 4

1896

Monsieur le Professeur TERRIER a bien voulu nous faire l'honneur de présider notre Thèse, qu'il nous permette de lui exprimer ici toute notre gratitude.

Nous avons entrepris ce travail sous l'inspiration de M. le Dr Redard, chirurgien de Furtado-Heine. Nous ne saurions trop le remercier de ses bons conseils et surtout d'avoir bien voulu nous communiquer les résultats de sa pratique journalière. Nous avons pu ainsi exposer un mode de traitement bien déterminé et s'appuyant sur des guérisons ou des améliorations notables.

Nous remercions M. le Dr Doit d'avoir bien voulu nous prêter le manuscrit du Dr Lambron et de nous avoir fait parvenir quelques remarques excellentes que nous avons consignées dans notre Thèse.

Nous remercions M. le Dr Menière d'avoir examiné nos malades au point de vue spécial de l'obstruction pharyngo-nasale.

Nous adressons à M. le Dr Pupin nos plus affectueux gages de sympathie pour les bons conseils qu'il n'a cessé de nous donner pendant notre scolarité.

Nous saisissons également l'occasion pour offrir à MM. les docteurs Bezançon, Pomé, Vauthier, Ziem, à notre ami Bufnoir, nos meilleures marques de gratitude pour l'obligeance avec laquelle ils ont mis à notre disposition les renseignements qu'ils possédaient relativement au sujet qui nous occupe.

Avant-Propos

Depuis longtemps, on a signalé la connexité de ces deux lésions : *obstruction pharyngo-nasale et déformation thoracique*.

Beaucoup des symptômes qui en dépendent ont aussi été rapportés; cependant, à aucune époque, on n'a accordé à ces faits toute l'attention qu'ils nous ont paru mériter, et on pourrait presque, à l'heure actuelle, répéter ces lignes de Chassaignac :

« Que cette longue série de désordres de toute nature n'ait pas frappé plus vivement l'attention des médecins, c'est ce qu'on ne saurait expliquer qu'en admettant que les choses qui s'observent le plus mal sont celles que nous avons sans cesse sous les yeux ».

CHASSAIGNAC. — Influence de l'hypertrophie des amygdales
sur le développement général de l'organisme.

Telles sont les paroles de ce grand chirurgien en 1854. Elles sont encore en partie vraies si l'on remarque la quantité de causes d'obstruction des voies respiratoires supérieures, que les progrès instrumentaux ont permis de reconnaître, la pléiade de maux qui en dépend et l'absence d'ouvrages traitant l'ensemble des sténoses, des symptômes qui en dépendent et des effets qui s'ensuivent.

Ce sont ces faits que nous nous sommes efforcé de mettre en vue.

N'ayant trouvé aucun livre qui puisse nous guider, nous avons condensé dans une étude aussi fidèle que possible les matériaux que nous avons rencontrés. Nous les avons mis en séries et ils se sont comme naturellement coordonnés et associés.

Des lésions dissemblables au premier abord se sont expliquées l'une l'autre, et c'est cette dépendance, cet enchaînement qui nous ont paru intéressants à montrer et nous ont conduit à insister sur les troubles généraux de la santé.

Notre mérite sera, pensons-nous, d'avoir fait une étude d'ensemble, de réunir les documents épars, de rassembler les symptômes attribués à des causes différentes par leur siège, etc., mais de même ordre à notre point de vue et, les identifiant comme produits d'une même lésion, — l'obstruction chronique pharyngo-nasale — d'indiquer les conséquences qui en découlent et leur marche habituellement suivie, en laissant de côté tout ce qui n'établit qu'une différence de degré et non de nature dans les déformations.

C'est là un essai bien incomplet encore où nous nous sommes hasardé ; nous y avons été conduit par les encouragements de M. Redard, et les indications si précieuses dues à sa haute compétence en la matière ; par la lecture des auteurs qui nous a confirmé dans l'idée que nous ne faisions pas fausse route et que de leurs observations, des symptômes qu'ils rapportaient, on pouvait tirer un ensemble, un type clinique ; enfin par l'observation personnelle et journalière des enfants qui sont passés sous nos yeux au Dispensaire Furtado-Heine ou que des praticiens ont bien voulu choisir dans leur clientèle.

Nous avons divisé notre ouvrage en huit parties :

1° Un chapitre d'histoire qui montrera la genèse du type clinique du Déformé par obstruction respiratoire.

2° Un chapitre d'anatomie et de physiologie qui nous serviront de termes de comparaison.

3° Un chapitre où nous réunirons les causes de sténose chronique des voies aériennes supérieures. — Nous rappellerons les troubles qu'elles occasionnent, sauf ceux atteignant l'appareil respiratoire. Enfin nous montrerons leur influence sur la santé générale.

4° Un chapitre, Troubles respiratoires et leurs conséquences sur la forme du thorax.

5° Mécanismes des Déformations thoraciques.

6° Diagnostic et complications du côté du Rachis.

7° Observations.

8° Traitement et Conclusions.

CHAPITRE I

Historique

Avant 1827, quelques auteurs, tels que Van Swieten, I.-L. Petit, Levarcher, ont parlé d'une déformation thoracique coïncidant avec l'hypertrophie des tonsilles : mais il suffit, dit Dupuytren, de lire le peu qu'ils en ont dit pour se convaincre qu'ils n'ont donné qu'une idée très incomplète de la cause et des effets produits.

Dupuytren, dans son mémoire sur la dépression latérale de la poitrine, fait remarquer *la simultanéité* de cette déformation avec l'hypertrophie amygdalienne « Une chose remarquable, dit-il, est que ce vice de conformation est presque constamment accompagné d'un gonflement considérable des amygdales, gonflement dont la liaison avec la dépression de la poitrine tient à une cause qui nous est encore inconnue. » La configuration qu'il décrit est celle que l'on a dit plus tard être caractéristique du rachitisme « dépression plus ou moins grande des côtés de la poitrine, saillie proportionnelle du sternum, du ventre en avant, de la colonne vertébrale en arrière. »

Nous regrettons vivement de n'avoir pas pu nous procurer les ouvrages de Shaw (1823) et de Coulson

(1827), dont les titres promettaient beaucoup. Nous pouvons cependant connaître la pensée de Coulson d'après ce qu'en rapporte Warren et dont voici la traduction : « Le sternum est creux ou concave antérieurement, les côtés de la poitrine sont très proéminents et la colonne vertébrale est légèrement altérée dans sa forme naturelle. — Cette déformation arrive souvent aux gens mal constitués, mais elle n'est pas d'origine congénitale. »

Warren de Boston (1839), dans ses « Remarques sur l'hypertrophie des tonsilles accompagnées de certaines difformités du thorax », fait ressortir la FRÉQUENCE de l'affection, puisque sur 20 cas examinés par lui, où l'excision fut jugée nécessaire, deux tiers environ des enfants présentaient une déformation plus ou moins considérable du thorax.

Il ne se prononce pas non plus sur la cause de la déformation : « Soit que cela dépende, dit-il, de la constitution générale du patient, soit que cela provienne d'un obstacle dans la gorge au libre passage de l'air. » Cependant, il ajoute : « Il est certain qu'après l'ablation des tonsilles, la difformité ne s'accroît plus et diminue plutôt. »

Bien que n'étant pas toujours semblable, l'aspect vicieux de la cage thoracique, le plus souvent observé par lui, est « une projection des cartilages costaux en avant avec une excavation considérable du sternum. »

Robert, alors chirurgien de l'Hôpital Beaujon, pub'ia, en 1843, son Mémoire sur le gonflement chronique des amygdales chez les enfants. Le premier, il affirma *les relations de cause à effet* entre l'obstruction des voies respiratoires et l'aspect vicieux du thorax. C'est à lui qu'appartient l'honneur d'avoir converti en loi, en un fait nécessaire, cette coïncidence. « Je n'hésite pas, dit-il, à regarder le gonflement des tonsilles comme la maladie primitive, fondamentale, et la déformation de la poitrine comme la conséquence de ce gonflement. »

Dans le cours de son ouvrage, Robert signale deux sortes d'altérations des parois thoraciques. C'est d'abord la poitrine de poulet signalée par Dupuytren, mais avec plus de détails, plus de degrés, plus de variantes, comme l'indiquent les lignes suivantes :

« La poitrine, au lieu d'offrir sur ses parties latérales une surface régulière et arrondie, est au contraire plane, déprimée et même quelquefois concave; comme si, à l'époque où les côtes étaient molles et flexibles, on les avait comprimées d'un côté vers l'autre. » Les cartilages costaux et le sternum sont repoussés en dehors.

En second lieu, et comme complication de ces précédents, Robert dit que le sternum présente à son tiers inférieur « un enfoncement d'autant plus remarquable que la partie moyenne de cet os était fortement déjetée en avant. » Ce n'est plus le thorax en gouttière de Warren, de Coulson, ce n'est pas encore le thorax en entonnoir.

Chassaignac, 1854, qui décrivit si bien les troubles apportés par l'hypertrophie amygdalienne sur la santé générale, n'ajouta rien à la description de la déformation donnée par Robert; quant à l'étiologie, c'est selon lui la diminution de la prise d'air par les tonsilles hypertrophiées qui cause l'atrophie de la cage thoracique.

En 1860 parut dans la *Gazette des Hôpitaux* un article

non signé dans lequel était décrit pour la première
fois le thorax en entonnoir. Exempt de toute idée pré-
conçue et signalant les grands traits de la difformité,
ce compte-rendu mérite d'être cité presque en entier.

« On a pu voir ces jours-ci, dans plusieurs hôpitaux
et dans les principales cliniques, un jeune étranger qui
présente une difformité singulière et dont nous ne pensons
pas qu'il existe d'exemple dans les annales de la science,
au moins à un pareil degré. C'est une difformité du
thorax qui consiste en une incurvation de la portion
inférieure du sternum et de l'extrémité antérieure des
dernières côtes, telle qu'il en résulte une sorte d'excavation
en forme d'entonnoir d'une dimension à recevoir une
tête d'enfant.

» Ce jeune homme, âgé de 22 ans, d'une stature élevée,
mais grêle et mince et d'une complexion d'apparence
délicate, est né de parents sains et robustes ; il a des
frères et des sœurs qui jouissent tous d'une excellente
santé. Il ne peut donner que des renseignements peu
précis sur les causes probables, l'origine et le début de
la difformité dont il est atteint.

» Les parois de cette vaste cavité sont constituées en
haut par la moitié inférieure du sternum incurvé ou en
retrait, presque à angle droit sur sa moitié supérieure, et par les extrémités antérieures des côtes qui
s'y articulent ; latéralement, par les fausses côtes, également recourbées, et, en bas, par la région épigastrique de la paroi abdominale.

» Ce jeune homme déclare qu'il ne pourrait pas supporter des fatigues trop prolongées ou un travail mécanique pénible. »

L'auteur anonyme termine en disant :

« Nous n'avons pu examiner cette difformité que d'une manière trop rapide encore pour pouvoir hasarder une opinion quelconque sur son étiologie. »

Depuis, des cas assez nombreux ont été rapportés et, de même que pour les autres déformations, presque chaque auteur a exposé une théorie différente. On a invoqué tour à tour le rachitisme, Ebstein, 1883 ; des vices de position ou un traumatisme dans les derniers mois de la grossesse, Graeffner, 1883 ; l'arrêt de développement du sternum et une laxité anormale des articulations chondro-sternales, Hagman, 1880 ; une exagération du développement en long des côtes, Flesch, 1873 ; l'hérédité, Klemperer, 1880 ; Hoffa, 1891 ; Vetlessen ; les troubles du système nerveux et les stigmates de dégénérescence, Eichhorst, 1890 ; Ramadier et Sérieux, 1891 ; Capitan, 1891 ; Marie, 1890 ; enfin un trouble de nutrition de la paroi thoracique complété par la pression atmosphérique, Eggel, 1870 ; ou, sans autre explication, Féré et Schmid, 1893.

Il est à remarquer que la première opinion émise sur la production de cette déformation est celle de Eggel qui invoque des causes étiologiques de même ordre que celles de Robert. — Il faut constater aussi que dans aucun des cas l'examen laryngologique ou pharyngé n'a été fait. Dans les deux observations de même genre que nous avons recueillies, nous avons les deux fois trouvé un obstacle à la respiration.

Avec Lambron, inspecteur adjoint aux eaux de Bagnères-de-Luchon, la question devait se rétrécir et se spécialiser : à l'hypertrophie tonsillaire devait correspondre une déformation unique, toujours la même. Ce fut Blache qui lut, en 1861, à l'Académie de Médecine, ce mémoire vivement approuvé.

Il y était dit que « la déformation thoracique due à l'hypertrophie des amygdales a pour caractère spécial d'offrir une dépression transversale, portant au niveau de la réunion du tiers inférieur de la poitrine avec le tiers moyen et paraissait avoir été produite comme par un anneau qui en ces points aurait enserré le thorax et aurait déprimé en dedans cette partie de la cage osseuse. » Ce sillon serait dû aux attaches du diaphragme qui, en se contractant, entraînerait en dedans les côtes et le sternum.

Les causes étiologiques invoquées par Robert et Chassaignac ne furent cependant pas abandonnées.

Je crois, dit Vidal de Cassis (1861), que la déformation est due à une espèce d'atrophie de la cage osseuse et non aux efforts faits par les muscles inspirateurs pour vaincre l'obstacle que l'air rencontre dans le gosier, car les efforts des muscles en question ne sont pas marqués. En effet, la colonne d'air que laissent passer les amygdales étant considérablement réduite, la poitrine s'habitue à n'élaborer qu'une petite quantité d'air; n'ayant pas besoin pour cela d'une grande capacité, son développement ne s'opère pas, ou bien cette cavité diminue à mesure que les amygdales se développent, c'est-à-dire à mesure que la colonne d'air qui pénètre dans la poitrine se rétrécit.

De Saint-Germain, dans le Dictionnaire de Jaccoud (1865) est à peu près du même avis et répète les idées émises.

C'est vers cette époque, l'étude de Lambron datant de

1861, celles de Luschka et surtout de Lœwenberg de
1863 et 1865, que l'on commença à faire ressortir les
symptômes et les complications des tumeurs adénoïdes.
On ne tarda pas à remarquer que les conséquences
étaient les mêmes que celles qui accompagnaient l'hypertrophie des amygdales. L'attention des spécialistes,
attirée surtout de ce côté, rapporta tout aux adénoïdes
et ne voulut bientôt plus voir qu'elles comme causes
des troubles de la santé et des déformations thoraciques.
Bientôt même, on refusa toute action funeste aux tonsilles, même lorsqu'elles accompagnaient les adénoïdes.
On n'en parlera même plus, ce qui facilite notre tâche,
car notre historique sera ainsi dominé successivement
par les deux principales causes étiologiques.

Il nous semble cependant que l'on se soit éloigné de
la vérité en devenant exclusif vis-à-vis des causes déter-
minantes des déformations thoraciques comme on l'avait
été en admettant que l'hypertrophie amygdalienne pro-
duisait toujours la même difformité.

Si des maîtres comme Robert, Chassaignac, Lambron,
ont affirmé des rapports de cause à effet entre l'hypertrophie des tonsilles et les déformations thoraciques, je
pense que l'on ne doive pas négliger leur opinion. On
dira qu'ils ne connaissaient pas les adénoïdes et qu'ils
attribuaient aux amygdales hypertrophiées des troubles
causés par ces premières. Certes, ils n'étaient pas aussi
bien armés que nous, et, quelquefois, leurs diagnostics
pouvaient manquer d'exactitude, mais, puisque par
l'excision des tonsilles ils obtenaient de pleins succès,
il faut croire qu'alors ils s'attaquaient à la bonne
cause. Nous réserverons de dire qu'ils se sont trompés,
ou du moins, qu'ils n'ont pu voir la véritable cause,

lorsqu'après l'excision, ils constataient que les symptômes
étaient restés les mêmes, et que leur intervention avait
été inutile. Il est beau de lire aujourd'hui le désappoin-
tement de ces grands chirurgiens avouant leurs insuccès,
dont nous connaissons maintenant la cause.

C'est donc à l'historique des déformations attribuées
aux tumeurs adénoïdes que nous allons passer.

L'amygdale pharyngienne fut décrite pour la première fois par Lacauchie en 1853, mais mieux étudiée
par Czermach (1856), grâce à sa découverte du laryn-
goscope. Il constata « tout près de l'orifice de la trompe
gauche de petites tumeurs semblables à des crêtes de
coq ». Ce ne pouvait être là que des tumeurs adénoïdes; cependant Czermach ne leur prêta pas toute
l'attention qu'elles méritaient.

Luschka et Kolliker donnèrent en 1863 une description histologique de l'amygdale pharyngienne très
remarquable et très complète. C'est à Lœwenberg (1865
1er mémoire) et à Meyer, de Copenhague (1869), que
revient l'honneur d'avoir décrit les symptômes qui s'y
rattachent. Puis parurent les ouvrages de Eggel, Meyer,
Flesch, Flour, West, Cassel; mais il faut attendre le
Congrès médical international de Londres, où Lœwenberg (1881), lut son Mémoire sur les tumeurs adénoïdes du pharynx nasal, pour avoir un tableau d'ensemble des troubles causés par l'hypertrophie de la
troisième amygdale.

Du reste, une fois le siège et la nature de l'affection reconnus, l'enchaînement des conséquences devenait évident. N'ayant ici en vue que l'historique des
difformités de la poitrine, nous ne retiendrons du dis-
cours de Lœwenberg, 1865, que ce qui s'y rapporte. Il

est très affirmatif quant à l'étiologie : « On doit, dit-il, écarter le rachitisme, car la déformation thoracique est due seulement à la gêne respiratoire, par encombrement de la voie naso-pharyngienne. Mais, comme la respiration buccale à laquelle les enfants finissent par avoir recours, ouvre à l'entrée de l'air un chemin suffisant, il faut invoquer les conditions particulières dans lesquelles s'opère le changement du mode respiratoire ».

Loewenberg ajoute, comme on le voit, une donnée nouvelle à celles déjà émises; pour lui, c'est bien aussi la pression atmosphérique qui cause la déformation, mais elle le fait à un moment déterminé, lorsque l'adénoïdien apprend à respirer la bouche ouverte.

Avec lui, nous avons encore une forme nouvelle de la configuration extérieure du thorax. Les traits saillants, dit-il, peuvent se résumer ainsi : « Les côtes sternales sont déprimées vers le poumon; leurs cartilages, au contraire, sont bombés en dehors. Le sternum, au lieu d'être projeté en avant, est notablement déprimé surtout vers l'appendice xyphoïde qui est souvent profondément repoussé en dedans.

Depuis, de nombreux auteurs ont ajouté à ces faits des observations nouvelles et intéressantes — Catholl, Flescher Ingals, Guye d'Amsterdam, Lejars, Ramadier et Sérieux, Allen, Ball, Bartoli, Battle, Basworth, Couetoux, Duplaix, Foucher, Gouguenheim, Hagman, Helot, Hunt, Jensen, Joal, Philips, Thrasher, Watson, Wroblewski, Castex et Malherbes, Cheval, Collier, Decourt, Dutauziet, Kjelmar, Knight, Lavrand, Sallard, Scheppergrell, Thompson, Bolhadère, Kuyk, Boulay. — Mais ils n'ont eu en vue qu'une partie seulement du sujet que nous traitons aujourd'hui, s'occupant soit et surtout des causes d'obstruction, soit des symptômes provoqués par ces lésions, ne faisant que signaler le plus souvent les déformations thoraciques et les déviations rachidiennes, sans remarques nouvelles, sans rien ajouter à la question.

Si on ne met plus en doute les effets funestes de l'obstruction des voies respiratoires, la partie technique, la description de la difformité, du mécanisme qui la produit, sont délaissées. Pourtant, en 1887, M. Balme, dans sa thèse inaugurale, consacre à cette étude un excellent paragraphe. Il ne lui donne cependant pas une importance bien grande car le cadre de son sujet ne le comportait pas. C'est d'autant plus regrettable qu'il semble avoir bien vu les faits.

Il ne décrit pas, comme avaient fait ses prédécesseurs, une déformation unique, caractéristique des grosses amygdales, des adénoïdes, etc., mais il dit :

« Nous avons rencontré, outre la poitrine en carène, la luxation en arrière de la pointe du sternum, l'aplatissement des parties latérales et parfois même de la partie antérieure du thorax », et il ajoute : « ce qui nous amène à l'histoire des déviations rachidiennes. »

« Dans les mêmes observations, nous avons remarqué la saillie exagérée des épaules ou encore cette incurvation spéciale des épaules qu'on a qualifiée d'épaules en portemanteau ; *des attitudes vicieuses variées*, l'incurvation totale du tronc en avant.

» D'où nous avons pu tirer cette conclusion que la plupart des sujets examinés avaient une attitude particulière, qu'ils se tenaient tous courbés en avant, voûtés, qu'ils ont par là des attitudes vicieuses, saillie des épaules ou d'une épaule. »

Etait-ce la première fois que l'on signalait comme accompagnant l'obstruction des voies respiratoires supérieures et les déformations du thorax, une altération de la colonne vértébrale ? Certes non, car Dupuytren, Coulson, Warren, Robert, etc., en ont fait la remarque, mais ils n'avaient en vue que l'incurvation en arrière du tronc, c'est-à-dire la cyphose.

M. Balme résume bien la question et la met au point en affirmant l'idée de cause à effet, et en ajoutant que presque tous les amygdaliens ont une attitude particulière.

Mais c'est à M. Redard (1890) que revient l'honneur d'avoir montré, par des observations, les déformations du rachis, cyphose et scoliose, comme complications de l'obstruction pharyngo-nasale. « Depuis que nous recherchons avec soin, dit-il, les causes de déviations du rachis, nous avons été frappé par le nombre considérable de sujets *atteints de scoliose* ou de déformations thoraciques, et qui présentaient, en même temps, de l'obstruction nasale. Nous avions songé, au début, à une simple coïncidence, mais nos observations nous ont bientôt démontré qu'il existait une *relation de causalité* bien évidente ».

Presque en même temps, M. Phocas, de Lille (1891), signalait une particularité intéressante des déformations thoraciques, je veux parler de l'asymétrie de la poitrine en rapport avec l'hypertrophie unilatérale de l'amygdale ou l'hypertrophie plus prononcée d'un côté. On a voulu dire que ces deux faits, scoliose et asymétrie thoracique, étaient semblables et n'étaient que l'expression d'une même idée.

Je ne le pense pas, et si ces traits se tiennent quelquefois, je crois qu'ils représentent deux conséquences successives de l'occlusion respiratoire. La scoliose, dans ce cas, suivra l'asymétrie du thorax et, pour la marche régulière de mon aperçu historique, je regrette de n'avoir pas à signaler l'asymétrie trouvée par M. Phocas avant la scoliose décrite par M. Redard. Cette asymétrie viendrait compléter le fait d'attitude vicieuse observée par M. Balme.

A peu près vers la même époque, M. Ziem montra par des expériences sur des lapins que l'obstruction complète d'une narine au moyen d'un fil métallique, provoquait une asymétrie de la tête, du thorax et de la colonne vertébrale.

En résumé on observa d'abord la *coïncidence* de l'hypertrophie amygdalienne avec une déformation thoracique (Van Swieten, I. L. Petit, Dupuytren).

On établit ensuite *la fréquence* de cette coïncidence (Warren, de Boston, deux tiers des cas).

Comme *cause déterminante*, Dupuytren, puis Shaw, Coulson, Warren, hésitent entre le rachitisme et un obstacle dans la gorge. Ils attribuent certaines déformations à la première cause, d'autres à la seconde.

Robert le premier affirme que la cause seule déterminante est l'hypertrophie des amygdales, qui diminue la pression intra-thoracique, et il exclut le rachitisme.

Pour Chassaignac les grosses amygdales diminuent la prise d'air normale et amènent ainsi l'atrophie de la cage thoracique.

Lambron spécialise et dit que l'enfoncement observé en même temps que l'hypertrophie des tonsilles est le sillon circulaire seul produit par les attaches du diaphragme, qui attirent en dedans les parois thoraciques.

Vidal de Cassis, de Saint-Germain, Eggel, reprennent les idées de Robert, de Chassaignac.

Jusqu'ici la seule cause d'obstruction est toujours l'hypertrophie des amygdales pharyngiennes; mais voici que l'on découvre les végétations adénoïdes et aussitôt c'est à elles que l'on attribue les déformations thoraciques. Les tonsilles ne comptent pour ainsi dire presque plus. Lœwenberg pense que la déformation se produit au moment où, le nez s'obstruant de plus en plus, l'enfant apprend à respirer par la bouche.

Cependant, les études du nez et de la gorge deviennent plus précises : on signale la coïncidence de symptômes, semblables à ceux précédemment attribués uniquement à l'hypertrophie tonsillaire puis aux adénoïdes, provoqués par d'autres causes : déformation de la cloison, présence de corps étrangers, de polypes, rhinite hypertrophique, etc.

Ayant, surtout par nos lectures, réuni et examiné un grand nombre de ces faits, nous avons été amené de plus en plus à penser qu'en dehors de leur action particulière et locale, toutes ces causes agissent comme obstacle au libre accès de l'air.

Quant à *l'aspect de la poitrine*, nombreuses sont les viciations du thorax normal qui ont été signalées. Mais ce qui retarda et complique la question c'est que certains auteurs voulurent préciser et prenant une variété à part, réunissant plusieurs cas semblables, donnèrent un type de la déformation par obstruction. Pour les uns ce fut le thorax en carène, poitrine de poulet, de pigeon, etc. (Dupuytren) ; pour d'autres, le thorax en gouttière (Warren, de Boston), qui, en passant par l'enfoncement signalé par Robert, ne diffère que peu du thorax en entonnoir, ainsi que l'ont fait remarquer MM. Féré et Schmid. Pour d'autres enfin le sillon transversal circulaire fut la marque caractéristique de la déformation amygdalienne (Lambron). Telles sont quelques-unes des variétés décrites.

Ces divisions facilitent les descriptions car on rejetait les autres déformations sur le rachitisme, la dégénérescence, un trouble de développement, etc.

Quelques auteurs seulement conservèrent la question entière, disant que la déformation pouvait porter sur le thorax dans son ensemble (Chassaignac, Balme, 1887).

Aux déformations thoraciques par obstacle dans les voies respiratoires vint s'ajouter, vers 1890, la question des déviations latérales (scolioses) de la colonne vertébrale. C'est à M. Redard qu'en revient le mérite ; on peut lui donner comme précurseurs Dupuytren, Robert et Lœwenberg, qui signalent le rejet en arrière du dos, M. Balme, qui remarque l'attitude spéciale des sténosés ; enfin, M. Phocas, qui voit l'asymétrie dans certains cas de déformations de la poitrine, cause souvent probable de la déviation rachidienne consécutive.

Les expériences de Ziem et de Delavan confirment ces faits.

CHAPITRE II

Anatomie et Physiologie

Anatomie

Dit-on qu'un organe est déformé ? On fait une comparaison et on le rapproche dans son esprit d'un organe semblable, déjà vu et pris comme type. Voulant parler des déformations thoraciques et des troubles respiratoires, il est juste que nous décrivions la poitrine et la respiration normales. Nous ne nous étendrons cependant pas sur ces chapitres qui sont bien connus, et nous n'en aurions même rien dit si nous n'avions pas pensé que, comme il s'agissait d'enfants, quelques détails particuliers seraient les bien venus et qu'ils nous serviraient comme points exacts de comparaison.

Nous rappellerons d'abord le développement de la poitrine chez les enfants, puis les rapports des poumons avec les parois thoraciques et des plèvres entre elles au niveau des sinus.

La cavité thoracique présente, dans le cours de son développement, de très grandes différences : nous la considérerons chez le fœtus, à la naissance et chez l'enfant.

a. — Chez le fœtus, les poumons offrent un très

petit volume ; par suite, les gouttières destinées à loger leurs bords postérieurs sont étroites et peu profondes. Les côtes en arrière ne débordent pas la colonne dorsale mais se trouvent au contraire débordées par elle. Le sternum s'éloigne davantage que chez l'adulte de la colonne vertébrale et affecte une direction très obliquement descendante. De cette disposition il résulte :

1° Que la région antérieure est plus saillante que chez l'adulte.

2° Que la poitrine est au contraire déprimée sur les côtés.

b. — A la naissance, une révolution s'accomplit dans la cavité thoracique. Les poumons, jusque-là concentrés dans sa moitié postérieure, se dilatent au point de doubler de volume. On les voit se porter en avant et recouvrir le cœur, qui, d'abord, les débordait (Sappey, p. 413).

En même temps, ces organes, en vertu de l'équilibre des pressions intra et extra-pulmonaires qui s'établit, repoussent en dehors les parois de la poitrine, dont la capacité augmente très notablement et dont la forme aussi se modifie.

Le thorax, jusqu'alors aplati de l'un à l'autre côté, par suite de la prédominance de son diamètre antéro-postérieur, s'aplatit progressivement d'avant en arrière, modifications que rendent alors faciles l'extrême flexibilité des côtes et l'état presque entièrement cartilagineux du sternum.

La colonne dorsale rectiligne chez le fœtus commence déjà à s'infléchir à la naissance. Les gouttières qu'elle contribue à former deviennent plus profondes et plus larges. L'angle des côtes se dessine. La paroi postérieure de la poitrine s'élargit. La paroi antérieure, soulevée par le bord correspondant des poumons, s'accroît aussi en surface.

c. — Chez les enfants, la forme normale du thorax est plus ou moins bombée et va s'élargissant, s'arrondissant de haut en bas, de manière à se continuer insensiblement avec l'abdomen. La clavicule, les côtes font une saillie proportionnée à la maigreur du sujet. Il en résulte que la cage thoracique a une forme assez régulièrement conoïde, plus aplatie à la partie postérieure qu'à la partie antérieure (Sappey).

La poitrine revêt ainsi peu à peu la forme qui lui est propre dans l'espèce humaine, mais elle n'acquerra sa forme définitive que vers la dix-huitième année.

Telles sont les formes successives de la cage thoracique, variations dues au développement progressif des poumons. Mais, non seulement le thorax est lié aux poumons dans leurs changements de croissance, mais aussi dans leurs mouvements continuels d'inspiration et d'expiration.

Quels sont alors leurs rapports? C'est ce qu'il est important de déterminer afin de juger de l'action qu'ils peuvent exercer l'un sur l'autre.

Comme ces rapports ne varient que dans les culs-de-sac pleuraux, nous rappellerons la disposition des sinus costo-médiastinique et costo-diaphragmatique à sa partie antérieure, qui seuls nous intéressent. Nous verrons ensuite brièvement quelles places y occupent, pendant la respiration, les bords antérieurs et inférieurs des poumons.

a. *Sinus costo-médiastiniques.* — A droite, il suit une ligne qui, partant de l'échancrure sternale droite, se porterait obliquement derrière le manche du sternum ; puis il descend derrière le corps du sternum jusqu'à la base de l'appendice xyphoïde, où il se continue avec le sinus costo-diaphragmatique. A gauche, il reste de même derrière le manche, puis le corps du sternum jusqu'au cinquième cartilage costal ; à ce niveau, il se porte à gauche en s'écartant de plus en plus du bord sternal, et se continue avec le sinus costo-diaphragmatique.

b. *Sinus costo-diaphragmatique.* — Pour ne pas faire une étude séparée du diaphragme dont nous étudierons la fonction physiologique dans le chapitre suivant, et puisqu'il sert à former ces sinus, nous rappellerons ici sa configuration et surtout ses insertions.

Le diaphragme, par sa forme, se rapproche d'une coupole ; il présente une calotte fibreuse (trèfle aponévrotique, centre phrénique) et une zone musculaire qui encadre ce centre. Cette dernière se compose d'arcades musculaires juxtaposées, ayant leurs extrémités d'une part au pourtour du centre phrénique, d'autre part à la base du thorax, directement ou au moyen des piliers et des arcades fibreuses. Pour cette insertion on peut distinguer :

1º Les faisceaux sternaux qui se détachent de la partie antérieure de la foliole moyenne. Ils forment deux faisceaux rectangulaires qui viennent s'insérer d'autre part sur la base de l'appendice xyphoïde.

2º Les faisceaux costaux qui prennent naissance sur les côtés de la foliole moyenne et sur la plus grande partie de la foliole latérale ; de là, ils se portent obliquement en bas et en dehors et s'insèrent d'autre part *sur les faces internes et les bords supérieurs des 7, 8 et 9 cartilages costaux et des six dernières côtes* (M. Testut).

Il résulte de la voussure du diaphragme que le centre phrénique se trouve situé sur un plan de beaucoup supérieur à celui qui passerait par la base du thorax. Les fibres charnues se portent donc de bas en haut en convergeant vers le centre. L'intervalle triangulaire à base supérieure qui sépare la paroi costale de la face externe ou supérieure du diaphragme, a reçu le nom de sinus costo-diaphragmatique.

Ce cul-de-sac part de la base de l'appendice xyphoïde et suit à partir de ce point, comme les insertions costales du diaphragme, mais plus haut, un trajet oblique en bas et en arrière jusqu'au milieu de la 12ᵉ côte. Il croise les côtes en laissant libres leurs cartilages et une partie de plus en plus grande de leur arc osseux. Il n'a d'importance pour nous que dans sa première partie, c'est-à-dire jusque vers la 10ᵉ côte. Il est tapissé dans toute son étendue par le feuillet pariétal de la plèvre qui de la paroi costale se réfléchit sur le diaphragme.

Places occupées par les bords des poumons. — Dans l'état ordinaire de la respiration, les poumons n'occupent jamais la totalité de ces culs-de-sac pleuraux dont ils n'atteignent la limite extrême que dans les grandes inspirations.

a. Le bord antérieur des poumons est mince, légèrement ondulé et mobile (Sappey). Du côté gauche, il présente au niveau de la pointe du cœur une échancrure qui varie dans son contour selon les individus.

b. Jusqu'où pendant l'expiration remontera le poumon dans le sinus costo-diaphragmatique? voilà qui est très important pour nous de retenir, car nous nous appuyerons sur ces données pour expliquer le mécanisme des déformations.

La base du poumon remonte de 7 centimètres, ce qui lui fait atteindre la cinquième côte à droite et le bord de la sixième à gauche (Sappey, p. 458). Ceci doit être considéré comme la hauteur minima ou du

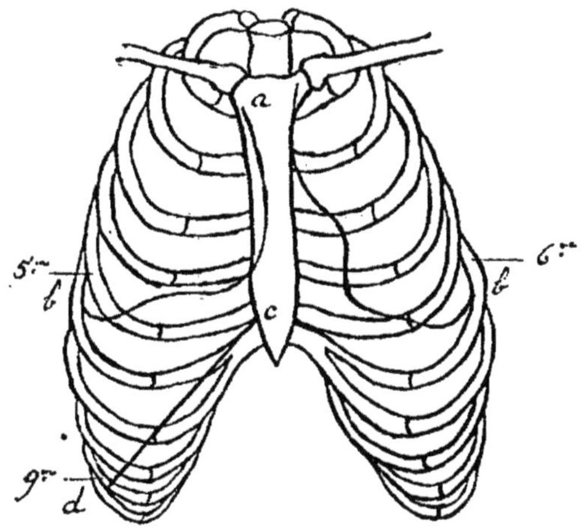

Fig. 1

Notre figure montre :

a. Une ligne schématique *a b* des bords antérieurs et inférieurs des poumons en expiration.
b. Une ligne schématique du sommet du sinus costo-diaphragmatique. Parallèlement et au-dessous s'insèrent les faisceaux du diaphragme.

moins on doit remarquer attentivement que cette distance peut augmenter beaucoup puisque J. Cloquet et Malgaigne l'avaient estimée de 13 à 16 centimètres (citée par M. Tillaux.

Admettant comme les plus ordinaires les mesures de Sappey, il n'en reste pas moins acquis que cette hauteur est grande, variable et peut devenir plus considérable encore dans l'expiration forcée.

D'après ces rapports différents pendant l'inspiration et l'expiration, on peut se rendre compte que les plèvres costale et médiastinique, ainsi que les plèvres costale et diaphragmatique sont réciproquement en contact immédiat dans une étendue égale à la distance qui sépare le sommet des angles formés par les sinus des bords des poumons. A la fin de chaque inspiration cette étendue est encore indéterminée, mais petite (Sappey). Elle atteint au contraire au moins 7 centimètres dans une expiration forte et peut augmenter encore dans l'expiration forcée. Sur cette longueur, les sinus se vident, les poumons fuient et les plèvres frottent l'une contre l'autre.

De l'ensemble des faits rappelés ci-dessus ne peut-on pas penser :

1° Que la configuration du thorax dépend de la fonction pulmonaire puisqu'elle varie selon ses besoins.

2° Que puisqu'elle varie de forme, ses points faibles varieront en même temps.

Dans les premiers temps de la vie, le diamètre antéro-postérieur l'emportait, il sera le plus faible et c'est sur lui qu'apparaîtront les enfoncements, les déformations : ceci ne fera du reste qu'augmenter une disposition naturelle que l'enfant a perdue par sa première inspiration.

Plus tard, le diamètre transverse augmentant rapidedement et aux dépens de l'antéro-postérieur, c'est sur celui - là que porteront les déformations, celles - ci surtout marquées là où les parois thoraciques offriront

le moins de résistance, c'est-à-dire au niveau des cartilages costaux et aux points où la soufflerie pulmonaire
s'affaiblissant ne contribuera pas comme à l'état normal
au développement régulier de l'appareil qui la contient.

Physiologie

Comme nous venons de le voir, la cage thoracique, peu développée avant la naissance, s'amplifie de toute part dès que la respiration s'établit. Elle est liée à sa fonction. Elle s'accroît, elle se développe en même temps qu'elle et pour elle. Nous déterminerons plus loin ce qui peut en advenir lorsque celle-ci fera défaut, mais auparavant, afin de nous appuyer sur des données certaines, rappelons quelques points particuliers qui accompagnent.

A. — Les phénomènes mécaniques de la respiration et quelques-uns des résultats qui en découlent tels que :

B. — Variations de la capacité pulmonaire.

C. — Inégalité des pressions intra et extra-thoraciques.

D. – Enfin le rôle des voies aériennes.

A. — PHÉNOMÈNES MÉCANIQUES DE LA RESPIRATION

a) *Inspiration.* — Le mouvement inspiratoire a pour action d'allonger le bloc pulmonaire en éloignant davantage la base du sommet, et d'augmenter ses autres dimensions en écartant les parois latérales et déplissant la surface de la base.

Cette dilatation se fait par l'intermédiaire de la cage thoracique dont tous les diamètres augmentent grâce à la contraction de certains muscles qui peuvent être divisés en deux groupes : ceux qui agissent dans l'inspiration ordinaire; les scalènes, le petit dentelé postérieur et supérieur, le diaphragme, et ceux qui agissent seulement dans l'inspiration forcée tels que le sterno-cléido-mastoïdien, le grand dentelé, le grand et le petit pectoral.

Il est un muscle de beaucoup le plus important surtout chez l'enfant dont la respiration est abdominale, c'est le diaphragme.

Celui-ci agit en majorant tous les diamètres : Longitudinal antéro-postérieur et transverse. En effet, lorsque la zone musculaire se contracte, chacune de ses arcades se raccourcit et ainsi : 1° Lève l'extrémité antérieure de toutes les côtes, 2° abaisse le trèfle.

α Quel genre d'élévation subissent les côtes de par le diaphragme ? Evidemment l'élévation de leur extrémité antérieure autour de l'axe transverse, car la zone musculaire s'insère aux extrémités antérieures des cartilages costaux. Or, comme le montra Sappey en 1847, en raison même de leur mode d'articulation avec la colonne vertébrale, les arcs costaux ne peuvent être élevés sans se porter en dehors et en avant. Donc, le diaphragme mobilise les côtes de manière à augmenter le diamètre antéro-postérieur.

β Que fait le trèfle en s'abaissant ? Nécessairement, il augmente le diamètre longitudinal, ce qui n'a pas besoin d'être démontré, mais aussi l'antéro-postérieur et le transverse en opérant un vide virtuel sur le pourtour du muscle.

En voici la démonstration empruntée à M. Wilmart ;

Soient AG et DH la coupe verticale des parois latérales du thorax, et A B C D la coupe simultanée du diaphragme dans l'expiration complète.

Le segment de courbe BC représente la coupe du trèfle, et les segments AB et DC celles de deux arcades de la zone musculaire.

Cela posé et l'inspiration ayant lieu, BC descend en B'C'; en même temps AB et DC se sont raccourcis et

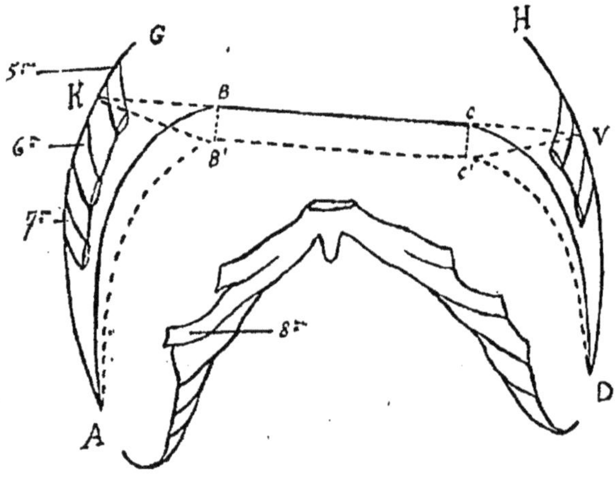

Fig. II

déplacés en AB' et DC'. Ceci résulte de ce que le trèfle, *dont les dimensions ne peuvent grandir*, se portant des parties élevées du thorax en d'autres plus bas situées et par conséquent plus étendues dans tous les sens horizontaux, ménage entre son pourtour et les parois thoraciques des distances KB' et VC' plus grandes que KB et VC, comme aussi des angles KAB' > KAB, VDC' > VDC.

Or ces angles sont les coupes du sinus costo-diaphragmatique, dont nous avons vu varier la hauteur (Fig. I).

Donc le vide virtuel se fait transversalement et d'avant en arrière, de par la descente du trèfle. L'augmentation d'avant en arrière par ce mécanisme s'ajoute à l'augmentation dans le même sens due à l'élévation de l'extrémité antérieure des côtés.

b) *Expiration*. — A l'inspiration succède bientôt l'expiration, l'expulsion de l'air au dehors. Mais cette fois, ce mouvement ne demande à l'état ordinaire l'intervention d'aucune puissance musculaire. Il est entièrement passif et il est dû à l'élasticité du tissu pulmonaire. Ce tissu éminemment élastique a une forme naturelle à laquelle il tend sans cesse à revenir; c'est celle d'une éponge, d'une vessie à cloisons multiples, étroitement rétractée contre la colonne vertébrale : mais dès la première inspiration du fœtus à la naissance, cette forme est violentée. Le thorax se dilate et vu le vide pleural force le poumon à se développer.

Dès lors, le poumon ne peut plus jamais réaliser sa forme naturelle mais il tend toujours à le faire.

Si l'on veut bien se reporter aux figures et suivre les mouvements successifs des poumons et des parois thoraciques, on voit que les plèvres ont pendant ces deux actes une grande importance. « Nous ne saurions trop insister, dit M. Mathias Duval, sur le rôle tout particulier que joue la cavité pleurale, qui, tout en permettant aux poumons de glisser et de se déplacer le long de la face interne de la paroi thoracique, lie ces deux surfaces solidairement l'une à l'autre; de sorte qu'il ne peut y avoir dilatation du thorax sans qu'il

Chapard. — 3.

s'ensuive dilatation du poumon ni rétrécissement de celui-ci sans rétrécissement de celui-là. »

B. — CAPACITÉ PULMONAIRE. — SPIROMÉTRIE ET MENSURATIONS THORACIQUES

Le phénomène mécanique essentiel de la respiration est que l'air extérieur se précipite dans les alvéoles pulmonaires pendant l'inspiration vu la raréfaction que la dilatation du poumon fait subir à l'air déjà contenu et qu'il en est chassé pendant l'expiration ou la compression de cet air quand le poumon revient sur lui-même. Or, le volume d'air mis ainsi en mouvement est important, car il indique la quantité, la grandeur de nos échanges respiratoires et, par suite, il constitue comme une mesure de notre vie. Pour l'évaluer, il faut mesurer la quantité d'air que l'on peut successivement introduire dans le poumon et en chasser en faisant les mouvements d'inspiration et d'expiration les plus énergiques. Le nombre obtenu est ce qu'on a appelé la capacité respiratoire ou capacité pulmonaire.

Bien des appareils, bien des méthodes ont été employés pour évaluer cette capacité. Le plus connu des appareils est le spiromètre; la méthode la plus rationnelle est celle des mensurations thoraciques circonférentielles et diamétrales.

A. — *Spirométrie.*

C'est en 1846 qu'Hutchinson fit connaître le premier spiromètre et publia son travail sur la capacité vitale des poumons. Après lui Schnepf, Woillez, Lasègue continuèrent les recherches; enfin, dans ces dernières années, M. Joal expérimenta avec un spiromètre nouveau construit par M. Collin. C'est de ce même instrument dont nous nous sommes servi et dont nous avons pu apprécier les qualités et les commodités.

Mais pour que ces mesures soient utiles, il faut que le médecin, sachant ce qu'elles devraient être, estime conséquemment les déviations produites par la maladie. Malheureusement, ce problème des capacités normales des poumons n'a pu être résolu d'une façon définitive et toutes les lois formulées ont été reconnues plus ou moins entachées d'erreur. Cependant, si les chiffres donnés n'ont pas une précision mathématique, du moins leurs variations peuvent donner des indications générales, et des rapports intéressants et précis ont pu être établis comme nous le verrons aux chapitres suivants.

Parmi les moyennes tirées de résultats expérimentaux, voici celles de Schnepf, établies d'après l'âge des sujets.

« Le volume d'air mesuré au spiromètre est de 400^{cc} chez l'enfant de 3 ans, et augmente par année de 260^{cc} jusqu'à 20 ans. » Soit environ 21^{cc} par mois.

Ceci donne jusqu'à l'âge de 16 ans, que nos malades ne dépassent pas, le tableau suivant :

3 ans	4 ans	5 ans	6 ans	7 ans	8 ans	9 ans
400^{cc}	660^{cc}	920^{cc}	1180^{cc}	1440^{cc}	1700^{cc}	1960^{cc}

10 ans	11 ans	12 ans	13 ans	14 ans	15 ans	16 ans
2220^{cc}	2480^{cc}	2740^{cc}	2900^{cc}	3160^{cc}	3420^{cc}	3680^{cc}

De plus, Sappey fit voir que si on voulait établir des rapports, c'était du développement de la poitrine dont il fallait surtout tenir compte et que la capacité respiratoire est d'autant plus considérable que la cavité thoracique est plus étendue.

B. — *Mensurations thoraciques*

Il est donc important de mesurer la cage thoracique pour évaluer la capacité pulmonaire; de déterminer le contenant si l'on veut juger du contenu. C'est là une façon détournée d'arriver au même résultat; depuis longtemps connue et employée, cette méthode fut reprise par Sappey qui en précisa les moyens et les points importants.

Les dimensions du thorax, dit Sappey, ne sauraient être étudiées avec trop de soin, car on chercherait vainement dans l'économie un appareil où l'énergie de la fonction soit aussi rigoureusement liée au volume des organes. Une poitrine largement développée accuse toujours des poumons volumineux, une respiration puissante, une circulation rapide, une nutrition active, un grand développement des muscles. Elle annonce, en un mot, la plénitude de la vie et la vigueur de la constitution.

On a mesuré la poitrine suivant trois diamètres.

a. — Le diamètre vertical est le plus long mais le moins important au point de vue qui nous occupe.

b. — Le diamètre transverse au contraire est celui dont l'évaluation offre le plus d'intérêt, les poumons occupant les parties latérales dé la poitrine.

c. — Le diamètre antéro-postérieur qui indique surtout l'emplacement réservé au cœur; pour cela, il importe donc qu'il ne soit pas trop court. Il importe aussi qu'il ne soit pas trop grand ; car il s'allongerait alors aux dépens du précédent, ces deux diamètres étant solidaires.

Le diamètre transversal est au point de vue respiratoire celui dont l'évaluation offre le plus d'intérêt, les poumons occupant les parties latérales de la poitrine. Il faut pour que la poitrine ait une capacité respiratoire normale, que le diamètre transverse soit à l'antéro-postérieur comme 4 est à 3, ce qui donne le tableau suivant.

2 ans	4 ans	6 ans	8 ans	10 ans	12 ans	14 ans	16 ans	18 ans	20 ans
1 1/2	3	4 1/2	6	7 1/2	9	10 1/2	12	13 1/2	15

Si le diamètre transverse se réduit, l'antéro-postérieur conservant son étendue moyenne, la cavité thoracique tend à devenir cylindrique, forme régulière encore mais moins avantageuse.

Si, en même temps que le transversal diminue, l'antéro-postérieur augmente, la poitrine s'aplatit sur les côtés pour faire saillie en avant. Ce mode de conformation est le plus défavorable de tous (Sappey).

Selon les rapports que les diamètres affecteront entre eux, nous jugerons donc si nos sujets ont une capacité respiratoire bonne, passable ou faible.

A l'étude des diamètres, il faut joindre la mensuration circonférentielle passant par les mamelons ; son périmètre moyen doit, d'après Walshe, dépasser de plusieurs centimètres la demi-taille de l'individu.

Si nous réunissons en série tous ces chiffres, nous aurons le tableau suivant fait d'après Rillet et Barthez, ainsi que d'après Sahli et Reitz (rapports des diamètres).

MENSURATIONS NORMALES

d'après RILLET et BARTHEZ

	3 à 5 ans	6 à 10	11 à 15
Age......	3 à 5 ans	6 à 10	11 à 15
Taille........	82 à 95 cm	95 à 127	125 à 131
Circonférence...................	43 à 49	49 à 65	65 à 69
Le diamètre transverse........		18 (à 6 ans)	20-21
est au diamètre ant.-postérieur.		14	14 1/2-15
Longueur du sternum...........	11 à 13	12 à 15	12 à 18
Longueur de la colonne dorsale.	14 à 22	18 à 25	23 à 29

C. — *Inégalité des pressions intra et extra-thoraciques*

Une seconde conséquence des mouvements d'inspiration et d'expiration est la différence de pression intra et extra-pulmonaire. Une expérience de P. Bert (citée par M. Mathias Duval) montre bien cette inégalité et fait voir de plus que, *pendant toute la durée de l'inspiration, la pression reste moindre dans les poumons qu'à l'extérieur.* A cet effet, un animal est placé sous une cloche hermétiquement fermée et communiquant par une tubulure avec un tambour inscripteur qui donne les variations de pression dans la cloche. Si l'air extérieur et l'air intrapulmonaire réalisaient instantanément leur équilibre, cet appareil ne marquerait aucune variation de pression, car peu importe que l'air soit au dedans ou au dehors de l'animal. Mais il n'en est rien : on voit, en effet, l'appareil enregistreur accuser des augmentations de pression de l'air de la cloche pendant les mouvements d'inspiration, ce qui indique qu'alors cet air ne se précipite pas assez vite dans le poumon dilaté

et que, par suite, il se trouve comprimé lui-même par
le mouvement d'expansion du thorax ; il y a, en un
mot, excès d'air dans la cloche et défaut dans le
poumon.

Pendant la respiration normale, ces différences de
pression sont peu sensibles et les parois thoraciques
n'ont à lutter que contre une pression extérieure bien
faible. Mais dans les mouvements respiratoires énergiques, la pression intérieure diffère de l'extérieure
de $\frac{1}{4}$ d'atmosphère dans l'inspiration (M. Mathias Duval).
— Or la pression atmosphérique est de 1033 gr. ; si
la pression interne est moindre d' $\frac{1}{4}$ d'atmosphère, la
différence qui constituera une charge pour le thorax
sera par centimètre carré de $\frac{1033}{4}$ c'est-à-dire de 258
grammes. Mais ceci ne serait rigoureusement vrai
que si la poitrine était une surface parfaitement plane ;
dans ce cas, la résultante de toutes les forces qui
s'exerceraient sur elle serait égale à leur somme.

La surface de la poitrine étant arrondie et même
fort inégale, les calculs demanderaient à être intégrés.
Toutefois, en tenant compte de la perte produite par
les forces qui s'exercent horizontalement et s'annulent,
on conçoit que la somme approximative des forces ver-
ticales qui, seules, sont à considérer, sera encore très
importante.

Or, on se rend compte de suite de l'effet produit
sur la cage thoracique par une obstruction des voies
respiratoires qui forcera le malade à des mouvements
inspiratoires énergiques puisqu'il étouffera et que de
plus la pression extérieure sera d'autant plus considérable que l'équilibre s'établira lentement, s'il peut
même s'établir.

D. — *Rôle des voies aériennes*

L'air que les mouvements respiratoires amènent et chassent des poumons passe par les narines, les fosses nasales, le pharynx, le larynx et la trachée. Ces voies présentent toujours un conduit béant, naturellement, et livrant un passage suffisant. Pendant l'inspiration, si elles subissent un changement, c'est pour s'agrandir.

Les narines se dilatent ; les fosses nasales chargent l'air inspiré de chaleur et de vapeur d'eau, retiennent les poussières. Le larynx s'élargit pendant l'inspiration ; la trachée est soumise à des mouvements d'ascension et de descente qui correspondent aux mouvements de respiration. Pendant l'inspiration, la trachée descend, par suite son calibre devient plus large et le courant d'inspiration s'y fait facilement et sans frottements.

Ainsi donc, pendant l'inspiration, le rôle des conduits aériens est de rester béant et de livrer à l'air le passage le plus large possible. Un rétrécissement quelconque sera donc antinormal, antiphysiologique.

CHAPITRE III

Causes d'obstruction

**Causes d'obstruction chronique des voies respiratoires
supérieures. — Troubles qu'elles occasionnent sauf
ceux qui atteignent l'appareil respiratoire. — Leur
influence sur la santé générale.**

A. — *Quelles sont les causes d'obstruction chronique des voies
respiratoires supérieures ?*

Elles sont nombreuses, et si elles ne sont pas d'importance égale, du moins aucune ne doit être négligée.
Depuis la découverte des végétations adénoïdes, tous les
travaux sur l'imperméabilité des conduits aériens ont
porté sur ces tumeurs. Aussi ne faut-il pas s'étonner que
bon nombre de médecins aient une grande tendance à
considérer ces végétations comme la cause unique d'obstruction. Or, c'est là une erreur, qui se conçoit d'ailleurs
d'autant plus aisément, que le praticien, privé des
moyens spéciaux d'examen des fosses nasales, du pharynx et du larynx, ne base le plus souvent son diagnostic que sur des signes fonctionnels, qui sont les
mêmes, quelle que soit la cause de l'obstruction.

M. Boulay, dans une étude récente, a mis en relief

la multiplicité des causes d'obstruction nasale chez
les enfants et les erreurs de prononstic et de traite-
mént commises parce qu'on attribue sans examen suffisant
toutes les causes d'imperméabilité des conduits aériens
aux végétations adénoïdes.

On pourrait faire un travail semblable sur les sténoses du pharynx et du larynx, car les lésions sont
assez nombreuses qui donnent lieu à des symptômes
marquants.

Nous rangerons ici parmi les plus communes ou les
plus importantes :

Malformations congénitales ;

Déformation de la cloison, périchondrite traumatique
de la cloison ;

Présence de corps étrangers, de polypes muqueux ou
fibreux ;

Adhérence du voile du palais, synéchies intra-nasales ;

Spasmes glottiques, rétrécissement de l'orifice supérieur du larynx ;

Catarrhe hypertrophique de la muqueuse nasale ;

Coryza chronique ;

Hypertrophie des amygdales, palatines, tubaires, pharyngiennes linguales avec ou sans végétations adénoïdes.

Toutes ces causes de sténoses produisent des accidents plus ou moins redoutables ; nous allons rapporter
les plus fréquentes ou les plus graves.

En omettant certaines particularités ou en ajoutant
au contraire quelques détails selon la lésion, son degré,
sa situation, etc., on pourra tirer de cette étude une
vue générale des troubles accasionnés par l'obstruction
chronique des voies respiratoires supérieures.

L'oblitération des fosses nasales par étroitesse congé-

nitale (Escat), la déviation de la cloison (Poyet), la présence de corps étrangers, de polypes muqueux ou fibreux,
sont souvent accompagnées d'un aspect vicieux du nez,
du maxillaire supérieur (Labet Barbon), de l'os malaire
et quelquefois même de l'orbite. Elles donnent lieu
à de la dyspnée, suppriment les fonctions olfactives,
troublent la phonation et peuvent même donner lieu à
des accidents plus aigus. C'est ainsi que Kjelman rapporte
l'observation d'attaques épileptiformes nocturnes dues
à l'oblitération par corps étrangers de l'orifice externe
d'une narine. « Chez un enfant de 6 ans, ces attaques
persistèrent après cautérisation du cornet inférieur droit
qui était gonflé, mais cédèrent en même temps que
l'enfant fut corrigé d'une habitude, qu'il avait depuis trois
ans, de s'endormir le pouce gauche dans sa bouche et
les quatre autres doigts appliqués sur la narine gauche. »

L'inflammation de la muqueuse nasa.e, des cornets
inférieurs, peut faire naître les mêmes accidents (Castex).
C'est encore à Kjelman que nous emprunterons l'observation « d'un enfant âgé de 12 ans qui présentait des
attaques épileptiformes nocturnes souvent précédées
d'accès d'asthme et qui cette fois disparurent à la suite
de cautérisations des cornets inférieurs tuméfiés. »

Le catarrhe hypertrophique de la muqueuse nasale
est peut-être la lésion intra-nasale qu'on observe le plus
souvent chez l'enfant. Tantôt elle existe seule et suffit
par elle-même à produire l'obstruction du nez, tantôt
elle accompagne d'autres lésions, en particulier les
végétations adénoïdes et les saillies anormales de la
cloison.

Le coryza chronique est redoutable surtout chez les
très jeunes enfants. Rayer (1810) déjà en signale les

inconvénients dans sa Note sur le coryza des enfants
à la mamelle. Un des principaux est d'empêcher l'al-
laitement des nourrissons qui sont obligés de lâcher le
sein pour reprendre haleine (Billard). Nous retrouverons
du reste ce même inconvénient avec l'hypertrophie de
l'amygdale de Luschka.

L'adhérence plus ou moins complète du voile du
palais à la paroi postérieure du pharynx entraîne, ainsi
que l'ont observé entre autres Lichtwitz, Baber, Fritts,
un non développement des fosses nasales et, de plus, la
respiration buccale habituelle (Escat).

Je n'ai pas à parler ici des spasmes de la glotte,
du croup, etc., qui sont des obstacles momentanés, mais
on connaît trop bien leurs effets souvent mortels pour
ne pas convenir que, même moindres, les lésions de
cette partie des conduits aériens peuvent nuire considérablement à l'accomplissement des fonctions respiratoires. Sans parler des expériences faites sur les animaux, on sait, par le grand nombre d'observations
recueillies chez les enfants opérés du croup, que la
gêne apportée, soit par le rétrécissement morbide de
l'ouverture du larynx, soit par l'emploi de canules d'un
calibre trop petit, produit chez ces malad.s une asphyxie
lente qui retarde beaucoup la guérison, quand elle
n'amène pas la mort (Chassaigne).

Les sténoses laryngées, après la trachéotomie ou le
tubage, avec ou sans lésion concomitante, de quelque
façon, du reste, qu'elles se produisent, agiront de même
façon.

Les adénopathies trachéo-bronchiques pourront avoir
des conséquences semblables, ainsi que certaines tumeurs
du médiastin, mais elles sortent du cadre de notre sujet.

J'ai eu l'occasion d'en observer un exemple sans le chercher, puisque mon étude porte sur les enfants. Cependant, le cas m'a paru si intéressant, si net et si caractéristique à certains points de vue, tel que l'influence directe du manque d'air sur la production de la déformation thoracique sans qu'on puisse alléguer aucune tare antérieure, tels enfin que le degré de la difformité et l'influence exercée sur le rachis, malgré l'âge du malade, que j'ai cru devoir le rapporter au chapitre 4.

Mais, si toutes les causes énumérées ci-dessus déterminent souvent des troubles locaux pouvant avoir du retentissement sur la santé générale, et même produire les déformations caractéristiques (Escat, de Toulouse, Poyet, Castex, Lubet-Barbex), les observations rapportées ne sont pas nombreuses, soit que l'on en ait cherché ailleurs une explication, soit qu'on les ait négligées.

De plus, ces affections ou s'atténuent au bout d'un certain temps ou nécessitent une opération qui en débarrasse le sujet. Enfin, non seulement il faut pour produire des désordres du squelette une longue durée de la cause nocive, mais encore un degré assez considérable d'obstruction.

Ce sont ces raisons de *chronicité* et de *degré* en même temps que la *fréquence* qui font des lésions du naso-pharynx les plus importantes et les plus pleines de conséquences.

A l'état normal, cet espace est occupé par une suite ininterrompue (anneau de Waldeyer) de tissu lymphoïde dont la réunion en masse constitue en certains points les amygdales. Chez le fœtus à terme on trouve déjà ces tissus parfaitement constitués (Chatellier). Ils se développent chez l'enfant, augmentent jusqu'à l'adolescence pour rétrocéder ensuite mais non nécessairement.

C'est le développement anormal de ces amygdales, accompagné ou non des proliférations, qui devient, dans les cas extrêmes, un obstacle sérieux au passage du courant d'air, et peut même déterminer une asphyxie chronique.

On invoqua l'hypertrophie des tonsilles seule, depuis Dupuytren jusqu'à Lœwenberg.

Après la découverte de ces adénoïdes, on a voulu leur rapporter tous les phénomènes morbides, et refuser, pour ainsi dire systématiquement, toute influence aux tonsilles palatines. On a allégué que celles-ci laissaient toujours entre elles un espace au moins aussi grand que la glotte au passage de l'air. Ces raisons, vraies en partie, ne le sont pas toujours.

Je ferai remarquer, d'abord, que l'espace laissé libre n'est pas toujours aussi considérable qu'on a bien voulu le dire, et que les glandes peuvent devenir assez volumineuses pour se rejoindre, se juxtaposer sur la ligne médiane. Elles opposent alors un véritable obstacle au passage du courant d'air qui va des fosses nasales au pharynx ; aussi la respiration nasale est-elle pénible, même lorsque le nez et le pharynx sont perméables. — La respiration buccale elle-même devient difficile lorsque le voile du palais, refoulé en avant, a tendance à s'appliquer sur la base de la langue.

On comprend facilement qu'alors la dyspnée doit être intense, et, dans certains cas, exceptionnels il est vrai, on l'a vu aller jusqu'à l'asphyxie. Shaw, cité par Gaillard, rapporte le fait d'un enfant chez lequel il fut, pour cette raison, obligé de pratiquer la trachéotomie.

Nous ne pensons pas qu'il y ait lieu de discuter sur une préséance à accorder aux adénoïdes ou aux tonsilles car cela dépend uniquement du degré d'obstruction.

Comme de plus le cas de beaucoup le plus fréquent et le plus caractéristique est celui où le malade présente ces lésions non plus localisées mais atteignant la région entière, c'est de ce dernier cas que nous décrirons surtout les symptômes. En effet, si les obstructions nasales et pharyngiennes peuvent être séparées, le plus souvent, elles s'accompagnent, se complètent et s'unissent pour produire les mêmes effets.

Kafemar a trouvé chez 201 enfants atteints d'hypertrophie des tonsilles 45 cas de végétations, c'est-à-dire 22,4 pour 100 des cas.

Wroblewski a rapporté une proportion encore plus grande ; il a trouvé cette coïncidence 52 fois sur 100 ; 29 fois chez les garçons et 23 fois chez les filles.

Nous ferons remarquer de suite que les effets sont d'autant plus prononcés que l'occlusion est plus complète et que, sans prendre exclusivement pour exemples les cas les plus marqués, nous aurons cependant en vue ceux où le gonflement des tissus lymphoïdes, par exemple, est notablement accentué.

Par les emprunts divers que nous ferons au cours de ce chapitre, on pourra se rendre compte que les conséquences morbides de l'obstruction chronique des voies respiratoires sur plusieurs des organes principaux de l'économie sont déjà bien connues et soigneusement étudiées. Nous remarquons cependant que l'étude en a été faite surtout par des spécialistes, laryngologistes, auristes, oculistes et que forcément et naturellement, ce sont les conséquences locales, les effets immédiats qui ont été vus et rapportés. Nous allons les reprendre successivement car ils sont fréquents, nombreux, souvent faciles à reconnaître et quelquefois caractéristiques d'une lésion déterminée. Ils seront d'un appoint sérieux pour le pronostic et ils sont pour ainsi dire indispensables au diagnostic.

B. — *Troubles qu'elles occasionnent.*

Pour mettre en ordre les nombreux symptômes que nous avons à relever, nous allons examiner dans la fin de ce chapitre tous ceux qui ne font que préparer le terrain, tels que : gêne de la déglutition, troubles gastriques, amygdalites à répétition, adénopathie cervicale, torticolis, troubles oculaires et auriculaires, trouble de la phonation, surdi-mutité, saignement de nez; d'autres enfin, tels que le non développement des seins, troubles nerveux, toux, sueurs.

Dans le chapitre suivant nous étudierons les troubles respiratoires et leurs conséquences.

La gêne de la déglutition est extrêmement variable avec les individus, mais elle est naturellement surtout marquée pendant les poussées inflammatoires. En dehors de ces états aigus elle est d'ordinaire peu intense ; cependant beaucoup d'amygdaliens avalent de travers et mangent lentement pour éviter que les liquides ne refluent sur les fosses nasales par suite du peu de mobilité du voile du palais. Warren en rapporte plusieurs cas.

Les vomituritions s'observent souvent ; les grosses amygdales pédiculées peuvent donner des nausées à l'enfant quand il ouvre largement la bouche et souvent il ne peut supporter le contact le plus léger de l'abaisse-langue.

Les troubles gastriques ont été signalés par Baudens, Chassaignac et récemment par M. Balme.

Ils sont dus aux hypersécrétions pharyngiennes et amygdaliennes qui sont parfois purulentes. On les a aussi attribués à des réflexes sensitivo-sécrétoires ayant leur point de départ dans les terminaisons nerveuses irritées de l'amygdale hypertrophiée.

Chez les sujets même indemnes de troubles gastriques, la cautérisation ignée de l'amygdale provoque instantanément de la douleur épigastrique et une hypersécrétion acide (Ruault).

« Les angines sont très fréquentes chez les adénoïdiens, dit M. Chaumier, je pourrais dire qu'elles existent chez tous, car il est bien exceptionnel qu'un catarrhe pharyngien chronique avec poussées aiguës n'accompagne pas les tumeurs adénoïdes ; mais ces inflammations sont parfois si légères, si peu douloureuses qu'elles n'attirent pas l'attention des parents et des enfants ». C'est aussi l'avis de M. Chatellier, pour qui « les inflammations répétées et subaiguës survenant dans le jeune âge et chez un sujet prédisposé, sont les vraies causes de l'hypertrophie de la tonsille pharyngienne. » Ceci s'applique aussi parfaitement aux tonsilles hypertrophiées. Les poussées aiguës se succèdent sans interruption ; pour le moindre froid, pour un peu de fatigue, quelques poussières aspirées, souvent à propos de rien, l'amygdalite reparaît, elle est à répétition. Quelquefois, les symptômes seront plus graves, il y aura de la fièvre, de la céphalalgie, de la courbature. Nous avons vu souvent ce cas se répéter. Si l'on ne se tient pas sur ses gardes, si l'on ne fait pas ouvrir la bouche à l'enfant, on pourra croire à une fièvre de dentition, à un embarras gastrique, à un début de fièvre éruptive, etc.

Les amydaliens surtout ont une tendance considérable aux adénites cervicales et sous-maxillaires.

On est porté à mettre ces engorgements ganglionnaires sous la dépendance d'un état scrofuleux antécédent. Il ne semble pas cependant que cette remarque soit juste ni nécessaire dans les cas qui nous occupent. Si l'on fait attention que l'enfance est l'âge où les ganglions, normalement plus actifs pour faire face à l'activité plus grande des. phénomènes de la nutrition, sont aussi plus enclins à l'hypertrophie et à la dégénérescence caséeuse ; que les ganglions sont gros et ont une tendance manifeste à se tuméfier sous l'influence d'irritations très légères ou même d'excitations purement physiologiques; que la tension vasculaire est faible, l'activité musculaire ou nerveuse très médiocre. Si l'on remarque qu'à cet âge, il est peu de sujets qui ne participent plus ou moins au tempérament dit lymphatique, à tel point que l'on peut dire que le système conjonctivo-lymphatique fonctionnant avec une sorte de suractivité au détriment du reste de l'organisme, semble constamment disposé à réagir avec succès. Si l'on songe à toutes ces raisons, on comprendra que l'adénite a pu facilement s'établir grâce à la débilité habituelle des amygdaliens et à l'état d'infection permanente de leur naso-pharynx.

Le torticolis a été signalé par plusieurs auteurs, — Knight. — M. Phocas en rapporte un exemple typique : « Une fille de 8 ans s'est présentée le 24 mars, à la consultation de l'hôpital Saint-Sauveur, pour un torticolis qui présentait cette particularité d'être intermittent.

Depuis un an, cette enfant, d'ailleurs bien portante, était sujette de temps en temps à une sorte de contracture du sterno-mastoïdien droit. La tête se renversait à droite, et la face se tournait à gauche. Ces torticolis n'étaient pas accompagnés des douleurs caractéristiques des torti-colis inflammatoires. La déformation, après s'être progres-sivement installée, disparaissait de même sans laisser de traces. A quatre reprises différentes, les phénomènes précités se sont déroulés de cette façon, et c'est au moment de la quatrième atteinte que je fus appelé à examiner l'enfant. En regardant le corps de la malade, je fus frappé des déformations thoraciques. Le sternum était bombé et se déprimait brusquement dans son tiers inférieur. Deux gouttières latérales encadraient sa saillie. Comme je ne remarquai pas de signes de grosses défor-mations rachitiques sur le reste du corps, je soupçonnai l'existence d'une hypertrophie amygdalienne.

L'examen de la gorge ne tarda pas à confirmer mes prévisions. Une enquête plus attentive me permit alors de rattacher cette sorte de contracture intermittente et passagère du sterno-mastoïdien à une poussée subaiguë du côté des amygdales hypertrophiques.

Les parents m'ont avoué qu'une légère douleur à la gorge et une certaine difficulté de la déglutition précé-daient constamment le torticolis, et enfin, le traitement de l'hypertrophie des amygdales par la cautérisation au galvano-cautère est venue confirmer cette relation. A la suite de ce traitement, les phénomènes de contracture ne se sont pas reproduits pendant 2 mois et j'ai tout lieu de croire que la guérison s'est maintenue parce qu'il était entendu que l'enfant retournerait me voir si les accidents reparaissaient.

Les complications oculaires tiennent à ce que les larmes ne peuvent facilement s'écouler dans le nez, celui-ci étant bouché en partie et l'aspiration normale faisant défaut. Les larmes séjournent plus que de raison dans l'œil. Si un enfant est atteint de conjonctivite, d'impétigo de la cornée ou de toute autre affection, qui d'ordinaire suivent une marche déterminée et à durée limitée, sa guérison sera longue. Les larmes ne s'écoulant pas, les produits microbiens et les générations nouvelles de microbes résultant de ces maladies n'étant pas expulsées, l'affection se perpétuera, passera à l'état chronique.

On saisit facilement que le traitement convenable atteindra au contraire vite son but, si, désobstruant les fosses nasales, on rétablit le fonctionnement régulier du canal lacrymal.

Ces complications oculaires sont assez rares. M. Bartoli n'a trouvé que 13 enfants atteints sur 169 observations d'adénoïdiens.

L'odorat est parfois diminué et parfois aussi, par période, certains sujets saignent du nez. M. Wroblenski en a publié la remarque et nous avons relevé ce fait dans plusieurs de nos observations.

Les troubles de l'ouïe sont, après l'entrave à la respiration, les symptômes les plus fréquents causés par l'obstruction des voies respiratoires supérieures. Nous les avons fréquemment notés. Voici du reste quelques chiffres.

Sur 100 élèves de l'Institution nationale des Sourds-Muets, nous en avons trouvé plus de la moitié qui avaient manifestement des hypertrophies adénoïdes dans le pharynx (Peisson).

Meyer, de Copenhague, a trouvé des tumeurs adénoides chez 7 1/2 0/0 des maladies auriculaires qu'il soignait.

E. Wakes affirme que c'est à peine si 5 0/0 des sujets affectés de tumeurs adénoïdes échappent aux complications auriculaires.

Swinburne, sur mille cas d'otite moyenne, n'a trouvé que 47 cas qui n'étaient pas accompagnés d'affection nasale.

Ces tumeurs exercent leur action :

1° En entretenant dans le pharynx une irritation qui se propage à l'oreille moyenne.

2° En obstruant mécaniquement l'orifice guttural de la trompe (hypertrophie de l'amygdale tubaire).

La trompe obstruée, l'air ne se renouvelle pas, l'ouïe devient dure ; le tympan s'épaissit, contracte des adhérences, s'immobilise, les osselets s'enkylosent. Si l'inflammation est interne, l'otite moyenne devient purulente, le tympan se perfore et une suppuration intermittente de l'oreille s'établit avec toutes ses conséquences.

Si les accidents de l'oreille sont bi-latéraux, s'ils arrivent pendant la première enfance, on comprendra que le sujet ne puisse apprendre à parler et qu'il devienne sourd-muet.

« Chez les jeunes filles, dit Chassaignac, les seins ont un développement moindre relativement à l'âge et à la grandeur des sujets. Il résulte même des remarques que nous avons faites que, si l'hypertrophie des amygdales exerce une influence sur la configuration de la cage thoracique, elle a aussi une part d'action sur le développement de la glande mammaire. A cet égard, nous avons recueilli une observation très curieuse. Chez une jeune fille qui donnait quelques inquiétudes à sa famille par suite de l'absence presque complète d'un des seins, pendant que celui du côté opposé avait un volume à peu près normal, je remarquais l'existence d'une hypertrophie amygdalienne. Ayant dit aux parents que, sans être parfaitement sûr de l'influence que cette circonstance pouvait avoir sur le retard éprouvé dans le développement d'un des seins, je regardais comme une chose utile de pratiquer l'ablation des amygdales ; l'opération fut faite, et le rétablissement d'équilibre dans le volume des deux mamelles la suivit de si près, qu'il est bien difficile d'admettre que ce ne soit là qu'un fait de simple coïncidence.

Les troubles nerveux sont nombreux, nous signalerons :

a) La toux dite amygdalienne, par Dupuytren, Robert, Lambron, etc., symptôme fréquent de l'hypertrophie des tonsilles, elle est sèche, pénible, n'a lieu que par intervalles mais devient par moments intense.

b) L'asthme bronchique ou asthme vrai coïncidant avec l'hypertrophie des amygdales ou la compliquant, puis cédant à l'amygdalotomie, a été signalé par Schmidt, 1877. Parker (1879) et Ruault (cités par M. Balme). Dans ces deux cas, il s'agirait, d'après cet auteur, d'irritations des terminaisons nerveuses du pneumogastrique (amygdales) ou du trijumeau (piliers).

c) L'incontinence d'urine due, d'après M. Ziem, à

l'action de CO$_2$ en excès sur la moelle. Deux ou trois de nos déformés présentaient ce symptôme.

d) D'autres troubles nerveux existent, tels que la céphalalgie frontale signalée par Meyer mais bien mise en évidence, il y a quelques années, par M. Ménière, — ou encore des syncopes, des palpitations cardiaques (Jamain et Terrier).

e) Enfin, on a rencontré parfois des enfants complétant l'air inintelligent que leur donne leur bouche entr'ouverte, par de l'inertie, de la torpeur, des troubles cérébraux, ainsi que le montrent les deux observations suivantes d'aprosexie et céphalalgie chez les écoliers, rapportées par M. Guye, d'Amsterdam :

OBSERV. I. — Enfant de 7 ans, de parents riches. Visage stupide, respiration buccale, hypertrophie des amygdales, ouïe presque normale. Cet enfant n'a pas pu apprendre plus de trois lettres de l'A.B.C dans l'espace de toute une année ; il les apprit toutes peu de semaines après l'amygdalotomie et le traitement de la sténose nasale ; il continue depuis ses études à l'égal des autres enfants.

OBSERV. II. — Fille de 15 ans, se plaint de céphalalgies habituelles. Ses études sont pénibles ; elle oublie le matin ce qu'elle a appris la veille ; ses notes en classe sont 0 et 1 quelquefois. Huit jours seulement après l'ablation partielle de l'amygdale pharyngée et le traitement de la sténose nasale, l'enfant était changée ; plus de céphalalgie, la note maxima en histoire, etc. Un mois plus tard, c'était une élève heureuse et normale.

Une circonstance qui, au premier abord, ne paraît pas avoir toute l'importance qu'elle a réellement, c'est celle de la facilité et de l'abondance avec lesquelles se produit la sueur chez les sujets atteints d'hypertrophie amygdale. Ils sont dans le même cas que le cheval cornard et éprouvent les mêmes troubles.

« Beaucoup d'enfants, dit Chassaignac, nous ont été présentés par leurs parents comme ayant une transpiration exagérée par le moindre exercice. Entre autres cas, il en est un pour lequel nous avons opéré un enfant qui nous avait été envoyé par l'un de nos confrères les plus recommandables. La mère de cet enfant nous disait que le simple trajet pour aller à sa pension le mettait en nage, et devenait pour lui la source de maux de gorge presque continuels. C'est qu'en effet, il y a là une cause de maladie fréquente de l'enfance par la raison facile à comprendre que cette disposition à entrer en sueur devient journellement l'origine de refroidissements, qui amènent de nouvelles amygdalites ou diverses phlegmasies de l'appareil respiratoire. Cela survient même d'une manière d'autant plus inévitable que, comme nous l'avons démontré, les individus atteints d'hypertrophie amygdalienne se fatiguant très vite, soit par la débilité de leur système musculaire, soit par la dyspnée qui leur est habituelle, l'immobilité qui résulte d'un repos forcé les surprend le corps étant en sueur. »

Les sueurs surviennent aussi pendant la nuit et sont très marquées aux moments des menaces d'asphyxie, lorsque l'enfant se réveille en sursaut, en proie à un cauchemar ou qu'il tombe de son lit.

C. — *Leur influence sur la santé générale*

Si, à première vue, l'obstruction chronique paraît une maladie fort simple et, pour ainsi dire, un accident d'intérêt local, il n'en est pas de même pour ceux qui ont observé dans tous ses détails l'état des petits malades atteints de cette lésion. En effet, l'affection prend une réelle importance, non pas quand on la considère d'une manière intrinsèque, mais lorsqu'on l'envisage dans ses relations avec l'état général de l'individu. Alors on voit apparaître une foule de conséquences qu'on était loin d'avoir soupçonnées au début, et l'on comprend enfin comment un simple accroissement de volume des amygdales de la muqueuse nasale, le développement de tumeurs adénoïdes, un coryza chronique avec hypertrophie, etc., jouent un rôle considérable et retentissent sur toute la constitution.

« Si l'on se donne la peine, dit Chassaignac, de suivre la filiation des phénomènes qui se produisent dans les fonctions les plus essentielles de l'économie, on est amené à reconnaître que l'hypertrophie des amygdales peut devenir une cause d'altération notable dans la constitution. »

Cette remarque, si juste dans le cas de gonflement chronique des tonsilles, l'est encore davantage en s'appliquant aux tumeurs adénoïdes. C'est, du reste, l'avis de tous ceux qui se sont occupés de cette question, depuis Meyer, Lœwenberg.

On conçoit, en effet, que la santé générale soit atteinte quand des troubles aussi profonds se sont développés sur de jeunes sujets. Ces enfants seront souvent pâles, débiles par l'insuffisance respiratoire habituelle. La brièveté de l'haleine, l'essoufflement, la dyspnée même qu'ils éprouveront s'opposeront à leurs jeux et nuiront au développement de leurs forces.

Le système musculaire ne peut acquérir tout le développement dont il est susceptible puisque l'essoufflement qui survient au moindre exercice ne permet pas de donner aux muscles cette plénitude d'exercice nécessaire pour leur évolution complète et leur accroissement. Un sujet qui ne peut se livrer au moindre exercice sans être atteint de dyspnée n'a guère de chance d'acquérir une riche musculature.

De plus, manquant d'entraînement, il entrera facilement en sueur ; tenant sa bouche constamment ouverte, l'air sera aspiré froid, sec, et chargé de poussières. Ce sera là l'origine de sécheresse de la langue, d'empâtement de la bouche, d'endolorissement habituel de la gorge, enfin, de nombreuses phlegmasies pour la gorge et les organes respiratoires.

Les enfants atteints d'obstruction des voies respiratoires supérieures sont souvent pâles, anémiés ; cette remarque avai été déjà faite par Dupuytren, Robert, Lambron ; MM. Balme et Calmette en ont fait ressortir l'importance, mais c'est M. Chapory du Mont-Dore qui en donna l'explication.

Dans son article sur les facteurs de l'anémie dans les maladies des voies respiratoires, M. Chapory cite comme première cause les diminutions de calibre des voies conductrices de l'air. Pour lui, les anémies que les rétrécissements des voies aériennes supérieures amènent par insuffisance de la quantité d'air apportée au contact de la nappe sanguine pulmonaire, doivent rentrer dans les pseudo-anémies par inanition respiratoire signalées en 1888 par M. G. Sée. Même au cas, ajoute-t-il, où la respiration buccale suppléerait la respiration nasale, comme l'air apporté au contact des capillaires de la petite circulation arriverait trop brusquement, serait trop froid, trop sec, trop chargé de poussières et de particules organiques, il provoquerait des phénomènes spasmodiques et congestifs et n'en serait pas moins un aliment mal présenté.

A ces inconvénients, il convient d'ajouter les suivants : état dyspeptique par suite des hypersécrétions pharyngiennes qui quelquefois sont purulentes ; chronicité des ophtalmies ; surdité plus ou moins complète ; surdi-mutité; altérations des facultés olfactives et gustatives de la phonation ; sommeil pénible accompagné de ronflement ; torpeur générale et obtusion de l'intelligence ; puberté languissante ; retard du développement des mamelles ; troubles de la menstruation ; maux de gorge ; suppuration à l'intérieur du pharynx et à l'extérieur du cou ; adénite cervicale.

Les enfants, ne pouvant renouveler l'air de leurs vésicules pulmonaires, se trouvent artificiellement placés à peu près dans la situation des personnes vivant dans l'air confiné. La gêne apportée à l'hématose favorise un état de débilité qui retentit sur la nutrition des os. Si même on admet la théorie de Wachsmuth sur la pathogénie du rachitisme, on peut dire que l'imperméabilité nasale produit cet état, ou un état semblable. En effet, cet auteur croit que le confinement engendre une insuffisance de l'hématose, et qu'il en résulte une surcharge du sang en Co^2. L'excès de Co^2 dans les os entraînerait la dissolution de la chaîne et empêcherait la calcification. Le rachitisme ainsi considéré est « une asphyxie du tissu osseux » (cité par M. Marfan), et ce serait ici le cas.

Tous ces troubles occasionnent une faiblesse de constitution qui sera propre à l'individu atteint d'obstruction respiratoire, mais qu'il pourra transmettre en même temps que la cause, comme le montrent les deux observations suivantes empruntées à Chassaignac.

« Nous avons pu reconnaître combien était réelle l'influence exercée sur la constitution par l'hypertrophie des amygdales, parce que dans les familles où un seul enfant était atteint de cette hypertrophie, nous avons trouvé chez lui des caractères de débilité que nous n'avons rencontrés chez aucun des autres de ses frères et sœurs. Par contre, la faiblesse de constitution due à l'hypertrophie des amygdales, nous est apparue sous la forme héréditaire, dans une famille où le père, la mère et tous les enfants, étaient atteints d'hypertrophie amygdalienne. Tous les individus de cette famille étaient pâles, faibles et délicats, et si les enfants étaient déjà chétifs comme héritant d'une mauvaise constitution, il est évident que sous l'influence de leur hypertrophie amygdalienne, ils tendaient à le devenir plus encore ».

Cette longue série de désordres de toute nature, produite par l'obstruction des voies respiratoires supérieures, a mis l'enfant dans un état permanent de mauvaise santé. En somme, la croissance est gênée, l'ossification retardée, incomplète ; les os restent flexibles, malléables et le développement du squelette subit facilement les influences nocives.

Or, parmi les troubles occasionnés par les sténoses des conduits respiratoires, il en est un dont nous n'avons pas encore parlé, c'est la diminution du volume d'air inspiré. C'est là, pensons-nous, la cause mécanique principale des déformations thoraciques.

Il va de soi que cette action se fera principalement sentir dans le jeune âge, c'est-à-dire à une époque de la vie où le système osseux est encore flexible et malléable et que de plus, elle sera le plus marquée aux périodes de croissance qui se traduisent par un développement plus actif de l'être et par des phénomènes chimiques considérables (Springer).

Est-il nécessaire d'ajouter que si un état pathologique quelconque, rachitisme ou autre, vient augmenter la mollesse du squelette, les déformations seront plus faciles et plus accentuées. Mais nous ne pensons pas que ces états soient capables de déterminer à eux seuls les enfoncements des parois thoraciques, pas plus du reste que le seraient seuls, c'est-à-dire si l'on exceptait les troubles respiratoires, les désordres de toute nature occasionnés par l'obstruction des voies respiratoires supérieures. Si mou, par exemple, que soit un morceau de gélatine, il ne se modifiera pas si rien n'agit sur lui. Le rachitisme facilitera certes les déformations mais au même titre que les troubles signalés plus haut et il ne suffit pas à les produire.

De tout ceci il résulte :

1º Que les causes d'obstruction chronique des voies respiratoires supérieures chez les enfants sont multiples et souvent associées.

2º Qu'en l'espèce, les causes les plus importantes et les plus fréquentes sont les tumeurs adénoïdes seules, ou mieux compliquées d'hypertrophie amygdalienne.

3º Que si les végétations adénoïdes sont extrêmement communes chez les enfants dont la respiration nasale est gênée, il faut savoir, d'une part, qu'en l'absence de végétations, des causes différentes peuvent produire les mêmes effets, et, d'autre part, que même dans les cas où l'on constate des tumeurs dans le cavum, il peut exister simultanément des lésions intra-nasales ou pharyngiennes dont l'influence sténosante égale ou prime celle des végétations (Boulay).

4° Que les troubles occasionnés par les obstructions pharyngo-nasales sont multiples, complexes, et, qu'en somme, ils mettent l'enfant dans un état d'infériorité physique et morale, et, de plus, de mollesse osseuse.

CHAPITRE IV

Troubles Respiratoires

ET

leurs Conséquences sur la forme du Thorax

Je viens de rappeler quelques-uns des troubles les plus caractéristiques des diverses causes d'obstruction chronique des voies respiratoires supérieures : leur influence sur la santé générale, mais, comme il est naturel de le penser, c'est sur l'appareil respiratoire que se manifestera surtout l'action de cette lésion. Nous allons en étudier les symptômes et les conséquences.

PARAGRAPHE I. — **Troubles respiratoires**.

Dans les cas de sténose des conduits aériens, l'air servant à la respiration diminue dans sa Quantité et dans ses Qualités.

A. DANS SA QUANTITÉ, ainsi que le montrent :

a Preuve donnée par l'inspection et l'auscultation de la poitrine.

« Quoiqu'il soit établi, dit Chassaignac, que *l'exercice*

*des phénomènes respiratoires ne s'accomplit d'une manière
normale que quand le passage de l'air présente sur toute
sa longueur les dimensions nécessaires*, on n'est pas généralement assez pénétré de l'influence que certains
obstacles exercent sur la fonction respiratoire. On ne
songe point assez, par exemple, qu'une simple diminution
de la grandeur des narines, qu'un certain degré d'en-
gorgement dans la muqueuse nasale suffit pour diminuer
la plénitude de la respiration ». De cela, il est facile
de s'en rendre compte de la manière suivante :

Quand on observe un enfant respirant librement, on
voit les clavicules se soulever très légèrement, accompagnées dans ce mouvement par les côtes supérieures ; les côtes inférieures s'écartent également de
l'axe de la poitrine, et l'épigastre et la paroi abdominale se soulèvent. La respiration est costo-diaphragmatique et souvent plus spécialement ventrale. L'enfant
respire paisiblement et sans contrainte.

Mais si l'on prend un enfant porteur de végétations
adénoïdes et si on lui recommande de fermer la bouche,
on voit les clavicules et les côtes supérieures se soulever plus violemment, les sterno-mastoïdiens, inspirateurs
extraordinaires, se contractent avec plus d'énergie. En
même temps, la région épigastrique et la paroi abdominale, au lieu de se soulever comme tout à l'heure,
se contractent et même se dépriment. La respiration
est devenue costale supérieure. Les inspirations s'accé-
lèrent, se précipitent et deviennent plus pénibles. La
prise d'air est insuffisante et le malade lutte.

« Si l'on vient à ausculter, dit M. Grancher, on note
dans le murmure vésiculaire des troubles équivalents,
comme il est facile de le prévoir. Quand l'enfant in-

demne respire, le murmure est doux, ample, normal en un mot ; mais si l'on prend un porteur d'adénoïdes et qu'on le prie de fermer la bouche, on intercepte cette voie complémentaire à l'entrée de l'air, le murmure devient obscur, voilé, la respiration est incomplète. »

B. *Preuve physique et mécanique.* — L'obstruction n'a pas besoin d'arriver à ce degré extrême pourvu qu'elle soit durable pour avoir une influence néfaste. Souvent même, malheureusement peut-être, elle ne donnera que de faibles signes de sa présence. L'enfant ne se plaindra pas, son entourage n'y portera pas attention ; et pourtant, la cause agira, le terrain se préparera et les conséquences apparaîtront.

C'est ce qu'a si bien vu Chassaignac lorsqu'il dit : « Quoique chacun connaisse par expérience la difficulté qu'on éprouve à respirer dans un coryza intense, si cette difficulté n'est pas subite et considérable, si elle est habituelle et chronique, on cesse de lui accorder une attention particulière, et ses effets passent inaperçus. On fait sans s'en apercevoir une assimilation tout à fait inexacte entre ce qui se passe dans des canaux renfermant un liquide poussé par une force constante et ce qui a lieu pour le passage de l'air jusqu'au poumon. Qu'arrive-t-il, par exemple, dans le cas d'un liquide poussé à travers une série de canaux communicants ? Si ce liquide vient à traverser un endroit plus rétréci du système, il passe avec plus de rapidité dans tous ces points rétrécis, et la durée plus courte du passage se combinant avec l'étroitesse relative de celui-ci il y a compensation, et la somme de liquide, qui dans un temps donné arrive à l'autre extrémité du système, est sensiblement égale. Qu'advient-il, au contraire, dans le phénomène respiratoire? Le thorax, par son mécanisme, appelle l'air dans la poitrine à la manière d'une pompe aspirante; mais cette pompe aspirante, par quoi est-elle mise en jeu? Par la puissance des muscles inspirateurs, puissance qui se lasse, et suivant le degré d'attention et de volonté actuelle du sujet, peut différer du simple au double. Il est bien certain, que, si un individu chez lequel existe une diminution de diamètre sur l'un des points du trajet parcouru par l'air pour arriver à la poitrine, applique toute son énergie musculaire à faire une forte et rapide inspiration, il dilatera tout aussi complètement et dans un même espace de temps sa poitrine, que le fait celui qui n'a point d'obstacle et qui respire d'une manière calme et sans y apporter une attention spéciale. Mais cet état dans lequel on respire avec beaucoup d'énergie, est un état exceptionnel et pour ainsi dire violent, il ne peut se continuer un certain temps qu'en fatiguant outre mesure le sujet qui est obligé d'y recourir; pour peu qu'il y ait distraction d'une partie des forces musculaires employées à l'accomplissement de tel ou tel autre acte physiologique, il n'a plus la possibilté de consacrer la même dépense d'action à l'exercice du phénomène respiratoire, et dès lors, la pénétration de l'air dans les cellules du poumon cesse de se faire dans la proportion normale et préventivement arrêtée dans le plan de l'économie.

C'est qu'en effet il y a pour tel organisme donné ce que nous appelons une prise d'air normale dont la dimension est réglée et en quelque sorte obligatoire pour le libre exercice de la respiration. Tout ce qui affecte, si légèrement que ce soit, la mesure de cette prise d'air, est une atteinte, petite ou grande, portée à la plénitude de l'acte respiratoire ; et ce qui se déduit ici du raisonnement physiologique se démontre de la manière la plus péremptoire par l'expérience, qui consiste à pratiquer la trachéotomie sur un animal et à placer dans l'ouverture faite à la trachée une canule à robinet au moyen de laquelle on peut graduer à volonté la prise d'air au moment de l'inspiration.

Après le trouble des premiers moments, on voit s'établir entre le mode respiratoire de l'animal et les divers degrés d'ouverture qu'on donne à la canule une relation qui frappe l'observateur le moins attentif.

C. *Preuves pathologiques.* — Si les enfants atteints de sténose naso-pharyngienne respirent mal pendant le jour, s'ils ne peuvent se livrer à un exercice un peu violent sans éprouver de la dyspnée et entrer en sueur, les symptômes dus à la privation d'air sont plus graves encore pendant la nuit. En effet, comme nous l'avons vu, la respiration buccale se fait mal pendant ce temps ; le voile du palais vient s'appliquer contre la base de la langue, les amygdales et l'air font vibrer le bord libre du voile, les enfants ronflent. Si, par le manque d'habitude ou fatigue, leur bouche se ferme, ils sont en état d'asphyxie lente. Ceci donne lieu à des accidents que l'on a attribués à bien des causes, avant la découverte des adénoïdes. Certains petits malades sont fréquemment sujets la nuit à des étouffements qui terrifient leur entourage, il se réveillent en sursaut, effrayés, couverts de sueurs, et très agités ; puis, quand il ont fait quelques longues inspirations, ils se rendorment tranquillement. Quelquefois même, ils vont peu à peu se refroidissant pendant le sommeil, leur face devient bleue et ils ont des sueurs froides : ils sont en état d'asphyxie imminente et après réveil, le retour à l'état normal ne se fait que peu à peu. Nous avons été plusieurs fois témoins de ces derniers faits qui, après ablation des amygdales, ont totalement disparu.

Des accès de stridulisme, de faux croup ont été rapportés par MM. Duplaix, Coupard, Ruault.

Y a-t-il une meilleure preuve de la diminution de la quantité d'air inspiré que ces états de dyspnée continuelle allant jusqu'à l'asphyxie où arrivent les enfants dont les conduits respiratoires sont obstrués. Ziem parle même de l'incontinence d'urine des sténosés; ce phénomène serait dû à l'asphyxie par accumulation d'acide carbonique dans le sang et à l'influence de ce gaz en excès sur la moelle.

D. — *Preuve physiologique.* — L'amoindrissement du murmure vésiculaire, la diminution de la prise d'air par entrave au fonctionnement normal des conduits aériens et par fatigue consécutive des muscles inspirateurs, les symptômes de privation d'air pouvant aller jusqu'à l'asphyxie sont déjà certes trois preuves considérables du ralentissement de la respiration chez les obstrués.

Deux autres moyens s'offrent encore de préciser les variations de volume d'air respiré : c'est la spirométrie. Nous en avons fait l'étude aux chapitres de physiologie normale, nous n'y reviendrons pas. Nous en tirerons de suite les conséqnences :

1° En comparant les résultats obtenus chez les obstrués avec les chiffres normaux.

2° En comparant les chiffres obtenus chez les mêmes individus avant et après la maladie.

Tableau des résultats spirométriques de nos observations

Numéros	Ages	Tailles	Sexes	VOLUMES D'AIR EXPIRÉ		Diffé-rences
				Trouvés	Normaux d'après Schnepf.	
1338	4 ans	95 c.	fille	300	660	360
2058	4 1/2	88	garçon	400	660	260
2419	4 1/2	04	fille	300	660	360
2331	5	05	garçon	400	920	520
2504	5 1/2		id.	500	920	420
2578	5 1/2	109	fille	500	920	420
2469	6	107	id.	500	1180	680
794	7	120	id.	500	1440	940
2056	8	120	id.	900	1700	800
1967	8	120	id.	600	1700	1100
2371	8 1/2	117	garçon	900	1700	800
5305	8 1/2	113	fille	850	1700	650
2068	9	120	id.	500	1960	1460
2671	10	125	garçon	1300	2220	920
2305	10	121	fille	1000	2220	1220
1530	10	109	id.	400	2220	1820
2320	13	135	id.	1800	2000	1400
1487	13	140	id.	1300	2000	1600
2552	13	138	id.	1200	2000	1700

De ce tableau, même avec les inexactitudes insépa-
rables des spiromètres, on peut tirer les conclusions
suivantes, car les écarts sont considérables.

Chez les obstrués :

1° La capacité thoracique a diminué et est descendue
au-dessous de la normale.

2° La différence augmente avec l'âge, bien que les
sujets, comprenant mieux ce qu'on leur demande, soufflent
avec moins de déperdition.

Cette progression est remarquable et concorde avec la marche générale atrophiante de la maladie.

En comparant les nombres obtenus chez les mêmes individus, avant et après la maladie, on obtient des résultats plus certains, puisque les chiffres sont fournis par les mêmes sujets, et, qu'ainsi, les causes d'inexactitude ont disparu en partie. Les conclusions, comme nous allons le voir, en sont probantes, et, pour ne pas nous appuyer sur nos seules observations, nous en citerons quelques-unes empruntées à M. Joal :

OBSERV. I. — R..., fils d'un jardinier, bien portant, 16 ans. Otite moyenne du côté gauche avec suppuration intermittente.

La respiration ne peut se faire que par la voie buccale à cause de masses adénoïdes dans la cavité rétro-nasale. Il ronfle la nuit, est vite essoufflé, etc.

Au spiromètre, 1,100 cc.

On débarrasse le sujet de ses végétations ; la perméabilité du nez est rétablie et huit mois après l'enfant expirait 1,700 cc. ; donc augmentation de 600 cc.

OBSERV. II. — X..., âgé de 16 ans, vient consulter pour une affection nasale dont il se plaint depuis plus de deux ans et qu'il attribue aux poussières qu'il respire ; le malade est apprenti peigneur de chanvre. — Le sujet mouche des mucoses abondantes, jaunâtres, verdâtres, ainsi que des croûtes plus ou moins desséchées. La respiration normale est très gênée. Le naso-pharynx est enflammé mais pas de végétations adénoïdes ni d'amygdales volumineuses.

Capacité vitale = 1,900 cc.

Soins de propreté, irrigations nasales, etc. La respiration nasale est redevenue libre : Quatre mois après le spiromètre indique 2,600 cc.

Donc augmentation de 700 cc.

OBSERV. III. — X..., fille de 15 ans. Rhinite double.

La respiration nasale est nulle du côté gauche, très gênée à droite.

Respiration buccale la nuit, ronflement.

Le spiromètre indique 1.500 cc.

Traitement approprié. — Respiration nasale rétablie.

Deux mois après, la capacité pulmonaire = 1.800 cc.

Donc augmentation de 300 cc.

D'après les résultats de ces observations, on peut établir le tableau suivant :

Observations	Age	Volume pendant l'obstruction	Guérison et temps écoulé	Volume après	Augmentation		Différence pour atteindre la moyenne normale
					Normale en rapport avec le temps écoulé	Obtenu	
III	15	1500	2 mois	1800	42	300	1620
II	16	1900	4 mois	2600	84	700	1080
I	16	1100	8 mois	1700	168	600	1080

Ces observations se trouvent corroborées par celles du Dr Redard faites au Dispensaire Furtado-Heine.

Nous avons obtenu des résultats identiques comme le montre le tableau de notre dernier chapitre.

De ceci, on peut tirer les conclusions suivantes :

1° Une obstruction quelconque des voies respiratoires diminue la capacité vitale.

2° L'obstruction levée, la capacité pulmonaire augmente rapidement d'une façon beaucoup plus considérable qu'elle ne le ferait chez un sujet sain dans le même espace de temps.

3° Toutefois le sujet ne rattrape que lentement le temps perdu et même, huit mois après, il est loin d'avoir atteint la moyenne normale.

Cette diminution du volume d'air inspiré varie naturellement suivant le degré et la place de la lésion, mais encore aux périodes d'apparition ou d'augmentation de l'obstruction, lorsque l'enfant apprend à respirer d'une façon différente qu'il le faisait auparavant, ou bien lorsque la voie nasale, par exemple, était déjà prise, le pharynx viendra à diminuer de calibre.

En effet, l'enfant chez lequel la voie nasale resterait seule perméable au courant inspiratoire se trouverait à peu près dans les mêmes conditions que l'enfant atteint de croup, dont le nez se boucherait. Mais il a un moyen, moins douloureux que la trachéotomie, pour donner passage à l'air au-dessous de l'obstacle : c'est d'ouvrir la bouche. Sa respiration redeviendra calme, normale, à une condition cependant : c'est qu'il tiendra sa *bouche ouverte constamment*, ce qui va nécessiter un apprentissage long, pénible et difficile.

En effet, la bouche reste fermée sans aucun contracteur volontaire. Veut-on respirer par la bouche, il faut une innervation musculaire volontaire, on doit écarter les lèvres l'une de l'autre, la mâchoire inférieure de la mâchoire supérieure, le voile du palais de la racine de la langue. « Dans l'état de veille, dit M. Schutter de Grominger, cette action musculaire volontaire peut être réglée d'une manière consciente ; pendant le sommeil, où toute innervation musculaire consciente cesse, c'est autre chose. Il y a des moments où l'affluence de l'air est entravée par l'aspiration des lèvres l'une contre l'autre ou de la langue contre le voile du palais, ce qui amène un réveil partiel pendant lequel l'air afflue de nouveau par la bouche entr'ouverte.

La respiration nasale se fait seulement par des actions réflexes, tandis que la respiration buccale nécessite sans cesse l'innervation volontaire des muscles. Cela est fatigant. Ce n'est qu'à la longue que les contractions musculaires automatiques se font avec l'exactitude et la régularité nécessaires.

Mais ce que l'adénoïdien, pour citer le cas le plus fréquent, vient d'acquérir avec tant de peine, ne va bientôt plus lui servir qu'à moitié. Les tonsilles sont des organes propices aux irritations et, comme nous l'avons vu, les amygdales se tiennent par le même anneau de tissus lymphoïdes. L'inflammation de l'amygdale de Leuchka gagnera facilement de proche en proche les tonsilles.

De plus, ce ne sera pas là le seul mode d'irritation possible. Sa bouche, qu'il tient ouverte, lui permet de respirer librement, mais il est exposé en même temps aux poussières, au froid, et les amygdalites vont se succéder sans interruption. Alors, les tonsilles vont être volumineuses d'abord pendant les périodes aiguës, par accès, puis elles ne reviendront plus à leur état normal et l'hypertrophie sera constituée.

Je ferai remarquer en passant que si j'ai décrit d'abord l'oblitération nasale, c'est que ce conduit est la voie naturelle de la respiration ; c'est aussi pour éviter les redites. Mais l'obstacle primitif peut siéger dans la gorge, l'obstruction nasale être consécutive.

B. — DANS SES QUALITÉS.

En effet, le sténosé respire par la bouche et l'air ne suivant plus sa route normale en éprouve des dommages mais pas si grands cependant qu'on a bien voulu l'avancer.

Physiquement parlant, c'est-à-dire en considérant la pression sous laquelle l'air est inspiré et expiré, suivant qu'il traverse la bouche ou les fosses nasales, a-t-on le droit d'admettre que les deux genres de respiration soient équivalents ?

Après avoir examiné les idées émises jusqu'ici par Ziem et Guye, par Schutter, par Braune et Clasen, par Voltolini, M. Lavrand relate des expériences très précises et arrive à conclure que la dépression inspiratoire ne subit pas de variation sensible, que la respiration soit nasale ou buccale; et qu'il en va de même de la pression expiratoire. Que la bouche soit ouverte ou fermée, cela ne fait donc rien en cette circonstance.

On a dit que l'air, traversant les fosses nasales, se réchauffe et s'humidifie, tandis que celui qui pénètre par la bouche arrive dans le larynx et les bronches froid et sec.

Aschenbrandt a trouvé que l'air aspiré par le nez possède, en arrivant au fond de la bouche, une température égale à celle de l'air expiré, c'est-à-dire provenant du poumon. De plus, l'air se saturait de vapeur d'eau en passant par les fosses nasales.

Ces deux qualités ne paraissent pas avoir une importance capitale, puisque des trachéotomisés sortent par tous les temps sans inconvénient.

Il semble donc d'importance secondaire que, pour arriver aux poumons, l'air pénètre par le nez ou par la bouche au point de vue de l'échauffement et de l'humectation.

Il faut reconnaître pourtant que les malades qui respirent par la bouche éprouvent une sensation pénible de sécheresse; que les bronchites sont assez fréquentes chez ces enfants.

De plus, en passant par les fosses nasales, l'air est

débarrassé de ses poussières et possède au moins cette qualité d'arriver plus pur. C'est en ce sens que l'on peut dire que le nez est la véritable sentinelle respiratoire.

Donc la substitution de la voie buccale aux fosses nasales pendant la respiration a pour conséquences d'amoindrir les qualités de chaleur, d'humidité et surtout de pureté de l'air inspiré. C'est ce que M. Cassel fait ressortir avec beaucoup de vigueur dans son mémoire intitulé : « Shut your mouth and save your life. » Ferme ta bouche et tu sauveras ta vie.

Paragraphe II. — Conséquences des troubles respiratoires sur la forme du thorax.

Le volume d'air inspiré exerce une action puissante sur la configuration de la poitrine. Notre chapitre de physiologie nous a montré que la cage thoracique est liée à sa fonction, et le chapitre précédent que l'obstruction respiratoire diminuait le volume d'air inspiré. Si cette cavité s'agrandit, s'élargit à mesure que les poumons augmentent de volume, c'est-à-dire à mesure que la quantité d'air inspiré s'accroît, ne sera-t-il pas rationnel de penser qu'elle restera stationnaire ou même tentera de diminuer ses contours si les tissus respiratoires entrent en régression, s'il y a diminution ou suppression de la fonction ?

a. — *Lorsque le volume d'air inspiré augmente la poitrine s'élargit.* — Ceci est une loi naturelle, physiologique et d'observation journalière. Nous ne l'appuyons donc que de quelques exemples tirés de l'étude des gens sains, et surtout des mensurations thoraciques prises avant et après la destruction des voies respiratoires.

Prenant des sujets sains de 22 ans, c'est-à-dire à une époque de l'existence où la forme de la poitrine est déjà presque définitivement fixée, M. Marey constate que pour le simple exercice de la course, la circonférence thoracique a augmenté en quelques mois de plusieurs centimètres.

Observant sur des malades, voici d'abord le résumé d'une observation publiée par M. Ouspenski : A. S..., 11 ans, est porteur de grosses amygdales ; il pèse 21 k. 200 grammes ; taille, 147 centimètres ; volume de la poitrine 59 cent. Il subit la cautérisation, les phénomènes morbides habituels disparaissent et 5 mois après une seconde mensuration donne : poids 30 kilog., taille, 138 cent. ; volume de la poitrine, 68 cent.

Différence de poids.	. . .	9 k. 200
» de taille.	. . .	11 cent.
» de vol. de la poitrine		9 cent.

Enfin, .si nous consultons le tableau de Holbrook Curtis, fait avant et après l'ablation des tumeurs adénoïdes, nous trouvons :

Numéros	Temps écoulé depuis l'opération.	DIAMÈTRE TRANSVERSE		Différence
		Avant	Après	
1	8 semaines	30	30	0
2	8	31 1/2	32	1/2
3	10	33 1/4	33 3/4	1/2
4	10	31 1/2	31 1/2	0
5	13	30	32	2

La différence est notable, si l'on songe au peu de temps écoulé et surtout qu'il s'agit ici non de la circonférence totale du thorax, mais seulement du diamètre transverse et de plus pris chez des adultes, c'est-à-dire à peu près formés.

Au cours de nos observations, nous avons aussi observé ces faits.

b. — *Le volume d'air diminuant, la poitrine reste stationnaire ou se déforme.* — Suivant la marche générale du développement de l'individu, c'est dans l'enfance, pendant la croissance, alors que tous les organes s'accroissent, que le thorax subira le plus manifestement l'action de sa fonction et par contre qu'une entrave à celle-ci aura le plus de retentissement sur sa forme.

Les conduits respiratoires ne donnant plus passage à la quantité d'air normale, subiront les effets de cette loi de physiologie générale : tout organe, tout muscle qui ne fonctionne pas s'atrophie, tout conduit qui ne sert plus, s'oblitère. Les voies aériennes vont diminuer de volume, les poumons s'amoindriront et entraîneront aussi à leur suite des modifications des parties osseuses qui les contiennent.

L'expérimentation et la pathologie en fournissent des exemples et par conséquent des preuves.

Mais si les exemples en pathologie sont nombreux, ils ont deux grands défauts. C'est de se produire ou trop lentement, par suite de ne pas être d'une observation facile, et, par conséquent, de permettre le doute ; ou bien trop vite, et de ne pas laisser de traces comme cela s'observe chez les enfants atteints de croup, qui esquissent des déformations similaires, mais passagères.

J'ai eu la bonne fortune de rencontrer un cas ne présentant que peu de ces inconvénients. L'obstruction était causée par une tumeur du médiastin qui comprimait la trachée et les bronches.

La place de la lésion est bien un peu en dehors de mon sujet, mais le fait n'en est pas moins intéressant, n'en établit pas moins rigoureusement l'étroite relation qui existe entre l'obstruction respiratoire et la déformation thoracique.

Le malade est aussi hors des limites d'âge de mes malades ordinaires, mais le résultat n'en est que plus probant, puisque la résistance du squelette a été plus considérable.

C'est à notre ami, M. Bufnoir, alors externe chez M. le Professeur Proust, que nous devons d'avoir pu prendre cette observation, qu'il n'y a eu qu'à compléter pour la partie technique. C'est lui aussi qui a bien voulu photographier le malade, et nous ne saurions trop le remercier de sa complaisance.

Antécédents héréditaires. — Rien de particulier.

Antécédents personnels. — En 1886, L. G. eut un sarcome du testicule gauche qui nécessita l'ablation, faite par M. Trélat. Le traitement a duré quatre mois et il y eut plusieurs accidents post-opératoires nécessitant de petites interventions.

En 1890, le malade est pris d'anorexie, de vomissements, d'étourdissements ; il tousse fréquemment, crache d'une façon abondante et maigrit considérablement. Il se décide à entrer dans le service de M. Fernet, à Beaujon (28 octobre). Au bout de huit jours, le malade présente une enflure considérable de l'abdomen, de la poitrine, des bras et de la tête. Malgré les défenses, il se lève chaque jour, mais, aussitôt levé, il est pris d'étourdissement et d'étouffement, il tombe absolument violacé.

Une photographie du malade, prise à ce moment dans le service de M. Fernet afin de montrer la dilatation des veines, prouve que la difformité n'existe pas.

Le malade sort de l'hôpital au mois de mars 1891 et reste chez lui souffrant toujours d'étouffements. — En 1894, L. G. remarque que le sternum présente une légère dépression à la base de l'appendice xyphoïde.

Au mois de février ou mars 1895, il est pris d'une sensation de gêne et de pesanteurs dans la partie antérieure de la poitrine et il compare la sensation produite à celle que donnerait une « croûte de pain » restée sur l'œsophage.

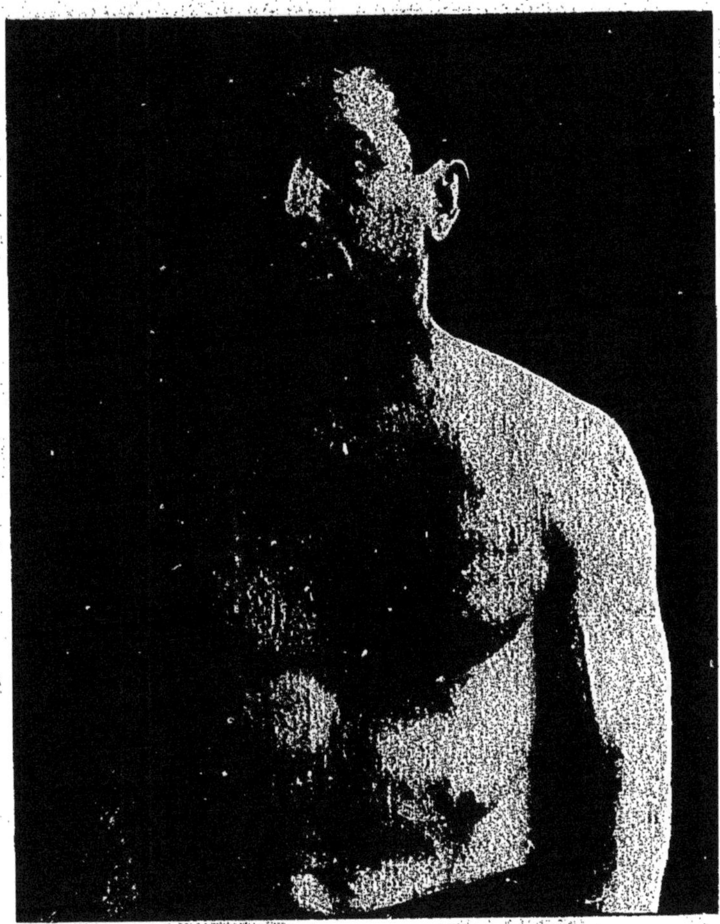

Figure III

Le sternum se creuse de plus en plus.
Le malade rentre à l'Hôtel-Dieu, le 5 août 1895, dans le

service de M. Proust et présente comme symptômes une dyspnée assez forte et les signes suivants :

Le cou, la poitrine et l'abdomen sont parcourus par un réseau veineux saillant.

A l'auscultation des poumons, on note un souffle au niveau de la bronche gauche. Expiration un peu prolongée.

Le diagnostic porté est : Tumeur du médiastin et compression de la veine cave. La tumeur comprime en même temps la trachée et la bronche gauche surtout.

Le malade est âgé de 39 ans ; il a 1 mètre 59 de taille.

$$\text{Circonférences de la poitrine} \begin{cases} 86,2 \text{ c. au-dessus.} \\ 86 \text{ c., niveau des mamelons.} \\ 82,4 \text{ c. au-dessous.} \end{cases}$$

$$\text{Diamètres} \begin{cases} \text{transverse } 30 \text{ c.} \\ \text{ant.-post. } 19 \text{ à } 20 \text{ c.} \\ \text{vertical } 28 \text{ c.} \end{cases}$$

Longueur du sternum en suivant la courbure 28 c.

Aujourd'hui, le malade présente un creux énorme à la partie antérieure du thorax, et voici du reste la description de la déformation. — Au niveau de la 3º côte, le sternum commence à s'enfoncer en bas et en arrière jusqu'à la base de l'appendice xyphoïde. Puis la pointe du sternum se relève.

Les cartilages costaux s'incurvent pour s'insérer au sternum ; leur courbure est plus brusque à droite qu'à gauche et la distance qui sépare l'angle du fond plus considérable.

Sur le même plan transversal que le sommet de l'entonnoir existe sur les côtés une dépression circulaire, passant au-dessous des seins.

La déformation en entonnoir est médiane mais le sillon circulaire est plus marqué à gauche qu'à droite ; fait qu'il faut rapprocher de cette donnée d'auscultation : « souffle à la bronche gauche ».

Le 19 mai 1896, nous retournons voir notre malade et nous constatons un léger degré de scoliose gauche.

Peu d'expériences ont été entreprises sur ce sujet, mais celles que l'on a réalisées ne laissent subsister aucun doute sur la relation de cause à effet entre l'obstruction respiratoire et la déformation thoracique. Elles sont dues à l'éminent professeur de Leipzig, M. le Dr Ziem.

Ayant suturé à l'aide de fils métalliques une des narines à plusieurs jeunes lapins, il les sacrifia au bout de huit semaines. Il trouva, avec l'asymétrie de la tête et de la scoliose, que leurs thorax étaient moins développés que celui du lapin témoin, qu'ils étaient déformés et que de plus les côtés droits et gauches ne l'étaient pas également, qu'il y avait asymétrie.

Ces expériences très intéressantes, faites au même moment par M. Delavan, n'ont pas été, que je sache, reprises nulle part et ce n'est donc qu'un petit nombre de résultats expérimentaux que nous pouvons rapporter. M. Ziem, à qui nous avons écrit, nous a fait l'honneur de nous répondre qu'il n'avait pas continué ces expériences mais que la coïncidence de la sténose respiratoire, de l'asymétrie faciale avec déformation du thorax et de la colonne vertébrale, avait été souvent observée par lui dans ces dernières années.

Par ces exemples, qui ont été d'une observation facile et précise, où l'on a vu les déformations se produire expérimentalement ou succéder assez rapidement à une obstruction qui était très accusée à certains moments, puisque le malade étouffait, on peut penser rationnellement que toute diminution de volume d'air dans l'inspiration, même si elle agit lentement et suivant le degré de l'obstacle, n'en est pas moins une cause puissante de difformité de la poitrine.

C'est de cette façon qu'agissent les grosses amygdales, les tumeurs adénoïdes, le développement anormal de la queue des cornets, la rhinite hypertrophique, etc.

La coïncidence des deux phénomènes, diminution de l'air inspiré par sténose pharyngo-nasale et déformation thoracique, est fréquente.

Tous les auteurs cités dans notre notice historique et beaucoup d'autres encore en rapportent des exemples.

Nous ne citerons donc que les résultats d'une seule statistique, celle faite par M. Ouspenski ; elle porte sur des amygdaliens de 10 à 13 ans.

Sur ses 52 malades, il constata 25 fois la diminution de volume de la poitrine, c'est-à-dire dans la moitié des cas. Si l'on prend soin de remarquer que les adénoïdes sont des causes plus puissantes d'obstruction que l'hypertrophie des tonsilles, on ne s'étonnera plus de voir tous les auteurs qui se sont occupés de l'amygdale pharyngienne, signaler son retentissement sur la forme de la poitrine.

De plus, si nous réunissons en série les mensurations du thorax des sujets qui se sont présentés à nous avec un thorax déformé et des voies respiratoires obstruées, nous aurons le tableau ci-contre.

Si on compare ces chiffres aux mesures normales données au chapitre d'anatomie, on peut tirer ces conclusions :

1° Chez les obstrués déformés, la circonférence thoracique a généralement diminué, et de plus en plus, à mesure que le sujet avance en âge.

2° Si maintenant on compare les diamètres transverses aux antéro-postérieurs, on constate que leurs rapports sont anormaux le plus souvent et qu'alors c'est le diamètre antéro-postérieur qui est trop grand ; par suite la poitrine tend à devenir cylindrique et la capacité respiratoire diminue.

Enfin, ces rapports de causes à effet sont confirmés, en ce qui nous regarde, par divers ordres de faits.

Mensurations thoraciques de nos sujets

Numéros	Ages	Tailles	Sexes	Diamètre transverse	Diamètre ant.-post.	Circonférences
1338	4 ans	95 c.	fille	16	12	46
2058	4 1/2	88	garçon	15	15	50
2410	4 1/2	94	fille	14 1/2	14 1/2	47
2331	5	05	garçon	17	13	51
2504	5 1/2		garçon	17	13	51
2576	5 1/2	109	fille	16 1/2	14 1/2	52
2469	6	107	id.	18 1/2	14	54
791	7	120	id.	18 1/2	13	55
2056	8	120	id.	18 1/2	16	62
1907	8	120	id.	19	15	57
2371	8 1/2	117	garçon	19 1/2	15	58
5305	8 1/2	113	fille	16	14 1/2	51
2068	9	120	id.	18 1/2	16	62
2671	10	125	garçon	19	15	57 1/2
2305	10	121	fille	16	14	54
1530	10	109	id.	15 1/2	12 1/2	47
2320	13	135	id.	21	19	68
1487	13	140	id.	20 1/2	16 1/2	65
2552	13	138	id.	21	15 1/2	61
X	13 1/2	153	garçon	21	14	61

D'abord, il est incontestable que, lorsque chez les enfants, il y a gonflement des tonsilles, des tumeurs adénoïdes volumineuses, souvent aussi le thorax est plus ou moins déformé. Cette remarque est appuyée par toutes nos observations. Or, il y a lieu, pensons-nous, de tirer cette conclusion que deux maladies si souvent connexes ne sauraient être étrangères l'une à l'autre.

Ensuite, la marche de la maladie, qui fera l'objet d'un de nos chapitres suivants, établit la relation étroite qui lie les déformations thoraciques aux troubles respiratoires.

En effet, en interrogeant les parents, et lorsqu'il s'en est trouvé d'attentifs à la santé de leurs enfants, nous avons appris que l'accident primitif était une angine, une bronchite, un catarrhe nasal, etc., et que ce n'est qu'ensuite qu'ils s'étaient aperçus d'un changement dans la configuration du thorax.

En examinant le naso-pharynx nous trouvions de grosses amygdales par exemple et le processus suivi n'était pas difficile à établir.

Enfin, si les déformations apparaissent après une obstruction pharyngo-nasale ou s'aggravent rapidement avec l'exacerbation de phénomènes dyspnéiques, par contre, après la disparition de l'obstacle, la capacité respiratoire augmente et la circonférence thoracique s'accroît. (Voir page 137).

Enfin, M. Doit-Lambron nous a dit avoir remarqué que, depuis que couramment on cautérise les amygdales et on enlève les adénoïdes, il vient moins d'obstrués déformés à Bagnères-de-Luchon. Le docteur attribue ce fait à ce qu'on ne laisse plus l'obstacle arriver à un degré aussi considérable.

Pour résumer ce chapitre, on peut dire que l'obstruction chronique des voies respiratoires supérieures abaisse le volume normal d'air inspiré. On en a comme preuves la diminution ;

a. — Du murmure vésiculaire normal.

b. — De la prise d'air régulière.

c. — De l'hématose et l'apparition de symptômes d'asphyxie.

d. — De la capacité respiratoire.

Ce fait est capital, il explique les déformations thoraciques et on peut le regarder non seulement comme une cause prédisposante mais aussi comme la cause déterminante la plus énergique.

Le sténosé respire par la bouche et l'air perd aussi de ses qualités.

La diminution de l'air inspiré a comme conséquence l'arrêt du développement de la poitrine et sa déformation. C'est là une loi de physiologie générale confirmée en l'espèce par des exemples pathologiques et expérimentaux.

CHAPITRE V

Mécanisme des déformations thoraciques

Comment agit la diminution du volume d'air pour produire les déformations ?

1° En abaissant la pression intra-thoracique ;

2° En ne contrebalançant plus l'élasticité pulmonaire ;

3° En faisant naître des rapports anormaux.

I. — L'inégalité des pressions intra et extra-pulmonaires pendant la respiration doit être incriminée. En effet, dans l'état normal, à chaque mouvement d'inspiration, le thorax s'agrandit, un vide tend à se former dans la cavité des plèvres, et les alvéoles pulmonaires sont dilatés. Mais à mesure que la capacité pulmonaire augmente, la tension intra-pulmonaire diminue et l'air extérieur se précipite dans les voies aériennes. Ainsi, tant que le mouvement d'inspiration a lieu, la pression qu'éprouve un point intérieur du poumon est moindre que la pression sur les parois thoraciques. Cette diminution de pression est faible dans les inspirations ordinaires et lorsque l'air extérieur peut s'introduire librement dans les poumons ; mais elle peut devenir assez considérable dans les mouvements respiratoires énergiques — voir au chapitre de physiologie — ou lorsque l'air ne peut entrer que difficilement dans les voies aériennes.

Une comparaison très simple imaginée par Robert peut servir de démonstration.

« Que l'on prenne, dit-il, une seringue ayant des parois peu résistantes et que l'on en tire le piston avec rapidité ; si l'ouverture destinée à l'entrée de l'air est très petite, on verra, à chaque effort de traction exercé sur le piston, les parois de la seringue se déprimer, l'entrée de l'air n'étant pas assez rapide pour remplir le vide qui tend à s'opérer dans celle-ci. Il est donc évident que, chez les individus affectés de gonflement des tonsilles, lorsque l'air ne peut pénétrer à travers les fosses nasales et que les dimensions de l'isthme du gosier sont réduites à celles d'une fente étroite, la pression athmosphérique doit agir sur le thorax à chaque mouvement d'inspiration et doit tendre à l'affaisser. »

II. — L'affaissement des parois thoraciques est produit, d'autre part, par l'élasticité des tissus pulmonaires qui, cherchant toujours à reprendre leur forme primitive, diminuent de volume à mesure que baisse la pression habituelle intra-pulmonaire et aspirent les parois.

Le processus suivi peut être comparé à ce qui se passe dans certains états pulmonaires connus. M. le professeur Potain, dans une récente leçon, dit : « Le poumon, comprimé par un liquide ambiant, se vide de plus en plus de l'air et il arrive à l'état désigné sous le nom d'atélectasie. Si la thoracentèse est pratiquée au début, l'atélectasie disparaît assez rapidement, mais n'oubliez pas que cette atélectasie n'a, pour ainsi dire, pas besoin que la compression dure longtemps. Il arrive en effet que, peu de temps après la formation de l'épanchement, l'atélectasie est déjà produite. On a fait des expériences à ce sujet, et l'on a vu que chez les animaux, quelques heures après l'injection d'un liquide dans la cavité pleurale, l'atélectasie était déjà formée. Bien mieux. Cette atélectasie était définitive, et lorsqu'on insufflait de l'air dans les poumons, ils ne se dilataient plus ».

Il est un autre état qui présente des symptômes semblables : c'est l'atélectasie chez les nouveau-nés. Tantôt, par suite de la faiblesse des mouvements respiratoires, l'air ne peut pénétrer dans les alvéoles d'une grande partie des poumons; tantôt, c'est un obstacle siégeant dans les premières voies respiratoires, comme le nez, ou l'existence dans les bronches de corps étrangers (liquide amniotique, méconium), qui s'oppose à l'entrée de l'air (Baginski). Dans les deux cas, les alvéoles restent vides ou ils vident leur air quelque temps après la naissance. C'est donc, soit la persistance de l'état fœtal des poumons, soit le retour à cet état.

N'est-il pas juste de penser que c'est vers un état semblable que tendent les poumons d'un obstrué? L'air n'y pénètre plus, du moins en quantité suffisante, et dans certaines parties. Ils n'ont pour ainsi dire que la quantité d'expiration, puisqu'ils ne peuvent pas se remplir par l'inspiration habituelle qui reste au-dessous de la normale.

Il y a là suppression ou plutôt diminution de fonction, et ce qui se passe dans les cas de pleurésie, d'atélectasie, etc., se produira ici : les portions pulmonaires que l'air inspiré ne distendra pas, entreront en régression et ce sera naturellement les parties les plus éloignées, les bords entre autres, qui abandonneront leurs sinus. Cette position une fois prise sera gardée.

La cage thoracique liée à la fonction pulmonaire suit cette marche. Les tissus pulmonaires se rétractent, la poitrine diminue, les espaces interosseux s'amoindrissent, les côtes se rapprochent, se touchent et quelquefois, ainsi que nous avons pu le constater dans les déformations bien accentuées, chevauchent les unes vers les autres.

On voit donc qu'à la diminution de la fonction succède une régression des poumons d'abord alternative, puis constante, qui entraîne forcément un arrêt de développement, une déformation de la cage thoracique.

III. — La diminution du volume d'air inspiré crée des rapports anormaux. En effet, les poumons que ne gonflera pas la quantité d'air nécessaire n'auront pas la force de séparer les plèvres, et ne pénètreront que peu ou pas les espaces virtuels du sinus pendant l'inspiration. Les deux plèvres au lieu de ne s'appliquer l'une contre l'autre que pendant l'expiration, resteront accolées pendant les deux temps de la respiration. La plèvre pariétale entraînera la paroi thoracique là où elle sera elle-même attirée.

Ces rapports anormaux se présenteront pour les bords antérieurs et le sommet des poumons, mais seront surtout marqués pour les bords inférieurs ; c'est le sinus costo-diaphragmatique qui, en effet, est le plus étendu et subit les variations les plus considérables. Nous montrerons seulement pour ce dernier comment on peut et on doit selon nous expliquer le mécanisme des enfoncements qui seront dans ce cas circulaires, les autres déformations suivant un processus analogue.

Reportons-nous à notre figure I : il nous est facile de constater la hauteur qui peut séparer le sommet du sinus costo-diaphragmatique (trait *a b*) de sa base (trait *c d*), lorsque les poumons sont en expiration. Si les bords inférieurs des poumons ne séparent plus les plèvres, la plèvre pariétale restera accolée à la plèvre diaphragmatique sur toute cette étendue.

Que devient la plèvre du diaphragme ? C'est ce que nous montre notre deuxième figure. Le muscle, en se contractant, quitte la position A B qu'il occupait en expiration et vient pendant l'inspiration en A B' : il s'éloigne de la périphérie du corps et éloigne ainsi la plèvre diaphragmatique. Si la plèvre pariétale lui reste unie, elle la suivra nécessairement dans cette marche en dedans, ce qui produira un enfoncement de la paroi, marqué le plus souvent au niveau des 4ᵉ, 5ᵉ, 6ᵉ, 7ᵉ et 8ᵉ côtes.

Cet enfoncement circulaire sera exagéré par une action particulière que nous ne retrouverons pas pour les autres déformations et qui est due au diaphragme.

Comme le démontra Sappey, ce muscle, en se contractant, porte les côtes en dehors et en avant et cette action sera surtout sensible à ses points d'insertion : 7ᵉ, 8ᵉ, 9ᵉ cartilages costaux et six dernières côtes. La projection de ces parties fera paraître plus profond le sillon produit par l'enfoncement des côtes attirées en dedans, suivant l'espace laissé libre du sinus costo-diaphragmatique. Mais on ne peut pas dire, pensons-nous, ainsi qu'il est répété depuis longtemps, que ce sont les attaches du diaphragme qui déterminent la déformation.

De plus, le diaphragme se contractera d'autant plus

fortement que la dyspnée sera plus grande et son action sera plus marquée.

Ceci ressort de l'étude anatomique de la région et la clinique le confirme. Si l'on veut bien examiner les malades, on verra que, quand l'enfoncement circulaire est marqué, ce qui est fréquent, ce sillon part de la base de l'appendice xyphoïde pour se porter en bas et en dehors croisant surtout les 5e, 6e et 7e côtes suivant une ligne parallèle (ce qui a induit en erreur) aux attaches du diaphragme, mais placée plus haut, au-dessus du sommet du sinus costo-diaphragmatique (ligne *c d* de notre première figure).

Enfin, ce sont seulement les derniers cartilages costaux ou mieux tout le bord inférieur et antérieur de la cage thoracique qui est repoussé en dehors comme cela a lieu chez les enfants qui ont eu un gros ventre.

En résumé, on voit que la diminution du volume d'air inspiré produit un arrêt d'extension, un rétrécissement total du thorax, et, pour certaines causes que nous avons élucidées, des sillons, des gouttières en des endroits pour ainsi dire marqués d'avance par l'anatomie.

Du reste, si l'on veut bien se reporter à notre chapitre I, on verra que ces enfoncements ne sont souvent que l'exagération des dispositions naturelles du thorax en évolution.

A la naissance, c'est le diamètre antéro-postérieur qui est le plus grand, par suite le plus flexible, et c'est sur lui que les déformations apparaissent. La poitrine, au lieu d'offrir sur ses parties latérales une surface régulière et arrondie, est, au contraire, plane, déprimée et même quelquefois concave, comme si l'on avait com-

primé les côtes d'un côté vers l'autre. Ces sillons latéraux commencent sous l'aisselle et se dirigent en bas et
en arrière; ils sont plus prononcés vers le milieu de
la hauteur du thorax que vers son sommet ou sa
base.

Nous n'avons rencontré que quelques fois cette
variété, signalée par Robert, et seulement chez de très
jeunes enfants, dont les mensurations auraient été illu-
soires. Nos sixième et douzième observations — cinq ans
et quatre et demi — rapportent cependant les cas d'un
certain degré de cette déformation.

Plus tard, le diamètre transverse l'emporte et les
déformations de la poitrine se font sur la partie antérieure, le rachis résistant. Elles portent sur les côtes
inférieures restées plus flexibles, sur les cartilages costaux et les pièces inférieures du sternum encore mal
soudées, et qu'entouraient les dispositions anormales des
plèvres créées par l'appareil respiratoire en détresse.

Elles sont circulaires comme celles que nous venons
de décrire ou bien longitudinales (cartilages costaux et
sternum) et présentent alors de nombreuses variétés :
Thorax en gouttière, en entonnoir, en carène.

Enfin, ces deux formes peuvent être aussi accentuées
à droite qu'à gauche, ou au contraire plus prononcées
d'un côté que de l'autre. Il y a asymétrie de la lésion
(Phocas).

De là de nombreuses variétés

Certaines conséquences sont particulières aux sillons
latéraux, d'autres aux dépressions circulaires.

a. — Latéralement, avant de s'enfoncer, les côtes
s'aplatissent et font disparaître leur courbure normale.

Ce redressement agrandit nécessairement l'étendue de la corde qui soutend ces arcs osseux; il éloigne l'une de l'autre leurs diverses extrémités qui doivent ainsi réagir sur la forme du rachis et du sternum auxquels elles sont fixées.

Pour ce qui regarde le rachis, nous y reviendrons au chapitre VI.

Quant au sternum, on conçoit facilement qu'étant dans une position moins fixe que le rachis, l'élongation des côtes portera surtout ses effets vers leurs extrémités antérieures. Si les cartilages costaux résistent, la poitrine sera projetée en masse en avant; mais souvent les cartilages costaux-sternaux se courbent; ils s'enfoncent et projettent le sternum en arrière.

L'allongement des côtes en avant augmente le diamètre antéro-postérieur. Tandis que le transverse diminue, mais cela d'une façon générale, sans que nous ayons pu établir de règles fixes.

b. — Les sillons circulaires ont aussi une action sur la configuration du reste des côtes; ils en font varier la courbure latéralement; l'angle postérieur n'est plus à sa distance normale et le passage de la partie latérale à la partie antérieure ne se fait plus à la distance ni avec l'inclinaison habituelle.

La partie supérieure de la poitrine, le plus ordinairement, ne participe en rien à cette déformation, elle est, comme toute la cage thoracique, peu développée et elle garde sa direction normale. Quelquefois, elle semble bombée, les côtes paraissent plus saillantes, plus courbées en dehors, c'est dans la plupart des cas un simple effet de contraste entre la courbure restée naturelle des côtes supérieures et la dépression morbide des côtes moyennes;

cependant, on peut concevoir que des lésions emphysémateuses se produisent, puisqu'un obstacle entrave la libre sortie de l'air.

Les dépressions circulaires augmentent les diamètres transverses et diminuent les antéro-postérieurs.

____

CHAPITRE VI

Diagnostic et Complications du côté du Rachis

Le diagnostic d'une déformation thoracique consécutive à une obstruction chronique des voies respiratoires supérieures peut et doit se faire; le plus souvent il est facile.

Sans entrer dans le détail de toutes les déformations, nous signalerons d'abord quelques difformités avec lesquelles on évitera la confusion. Mais on se basera surtout sur les signes particuliers quelquefois caractéristiques d'une sténose respiratoire, et sur la marche habituelle, pour ainsi dire normale, des déformations qui se succèdent chez un obstrué.

A. — DIAGNOSTIC DIFFÉRENTIEL.

Les déformations de la poitrine sont congénitales ou acquises. D'origine congénitale, elles s'accompagnent le plus souvent d'autres malformations des membres, du tronc, et sont du domaine de la tératologie.

Acquises, les formes en sont variées et les causes nombreuses. Il en est qui sont toujours identiques à elles-mêmes, constamment produites par les mêmes causes et qui sont depuis longtemps connues. Parmi elles nous rappellerons afin de les éliminer :

Les déformations de métier, par exemple : A, la poitrine creuse des tailleurs d'habits, marquée par un enfoncement de la totalité du thorax, prononcé au-dessous de l'appendice xyphoïde ; B, la poitrine des cordonniers, chez lesquels la déformation porte sur les articulations chondro-sternales des 6°, 7° et 8° côtes, et est due à la pression de la forme.

Les déformations des emphysémateux, à la poitrine bombée et trop développée supérieurement ; des tuberculeux dont, au contraire, la partie supérieure de la poitrine se rétrécit ; des pleurétiques, touchés sur une étendue variable et dont les parties molles intercostales suivent les poumons dans leurs mouvements d'inspiration et d'expiration.

Les déformations thoraciques congénitales tardives qui se montrent au cours de la myopathie primitive progressive. Elles se présentent sous des aspects un peu différents d'un malade à l'autre, tant au point de vue de l'intensité que de la configuration même. Les principaux caractères sont, d'après M. Marie : l'aplatissement du thorax, un aspect excavé de la partie supérieure du thorax et le relief des clavicules, enfin une dépression assez analogue à celle du thorax en entonnoir ou en gouttière (Raymond). Une variété assez bizarre est le thorax en taille de guêpe. M. Déjerine a signalé une difformité à peu près semblable chez un malade atteint d'atrophie musculaire généralisée d'origine articulaire et consécutive vraisemblablement à l'atrophie.

Nous avons déjà dit ce que nous pensions des défor-

mations rachitiques sur lesquelles M. Redard se propose
de publier prochainement un travail.

Nous avons choisi nos sujets exempts de nouures,
de gros ventre, de chapelet thoracique, de torsion des
membres, pour éviter toute confusion. Réciproquement,
pour dire qu'une déformation est purement rachitique,
il sera juste de constater et ces signes et l'absence
d'obstruction pharyngo-nasale. Toutefois, nous avons
observé que c'est chez ces sujets que la sténose respiratoire produit ses effets les plus considérables.

Les déformations consécutives aux déviations du
rachis pour lesquelles l'expérience a montré que la
direction dans laquelle elles se dessinent est rigoureusement subordonnée à celle de la déviation rachidienne.

Les déformations dues aux corsets, si bien vues par
M. Hayem et dont la cause est nette.

Les déformations par arrêt de développement des
parois thoraciques avec pointe de hernie du poumon
sont des malformations rares.

Les déformations consécutives aux traumatismes acci-
dentels ou chirurgicaux qui n'ont, il est vrai, rien de
précis, mais dont la cause n'est que trop certaine.

Nous devons signaler la déformation décrite par
M. Clozier, de Beauvais, due à la verticalité et à la
dilatation de l'estomac. Le thorax est déprimé de telle
sorte qu'il y a une voussure antéro-latérale gauche dans
la région située en avant et au-dessus de la grosse
tubérosité de l'estomac, une voussure postéro-latérale
droite, une dépression antéro-latérale droite et une
dépression postéro-latérale gauche.

Enfin, nous placerons encore ici les voussures de
la région précordiale (P. Marie-Charrin et Le Noir) et

Chapard. — 7.

les déformations consécutives à l'hypertrophie du cœur, bien décrites chez les enfants par M. Swoboda, à qui j'emprunte les lignes suivantes : « Ces malformations sont caractérisées par l'agrandissement de la moitié gauche du thorax aux dépens de la moitié droite. La circonférence de la moitié gauche du thorax est par rapport à celle de la moitié droite plus grande et c'est avant tout un diamètre sagittal qui est agrandi. A la moitié thoracique droite, la paroi antérieure est aplatie et cet aplatissement passe au côté d'une façon insensible, tandis que le passage de la paroi latérale à la paroi postérieure s'effectue sous un angle presque aigu des côtes.

B. — Marche habituelle de la maladie.

Le tableau symptomatique que nous allons esquisser sera forcément un peu théorique et il ne faut pas espérer qu'on le rencontrera habituellement aussi complet ; mais, de même que pour diagnostiquer la syphilis, la scarlatine, la goutte, etc., on ne prend pas un symptôme ou un cas unique de syphilitique, de scarlatineux, de goutteux, mais l'ensemble des phénomènes présentés au cours de ces maladies par plusieurs sujets, de même nous ferons notre description : type du Déformé par obstruction.

Pour plus de commodité, nous aurions peut-être dû ne donner qu'un seul exemple schématique. Mais nous avons pensé que les déformations étant variées, les exemples devaient l'être. Nous les avons choisis le mieux possible, c'est-à-dire présentant le plus grand nombre de symptômes caractéristiques de cet état et nous les avons placés dans l'ordre où ils se présentent d'ordinaire. Si notre description y perd comme ensemble, elle gagne en précision. De plus, il sera facile à nos lecteurs d'ajouter ou de retrancher certains détails particuliers à chaque cas et ils resteront, croyons-nous, dans la bonne voie en pensant que toutes ces variétés de déformations sont des curiosités, mais qu'elles sont toutes produites par la même cause.

Dès la naissance, les voies respiratoires peuvent être obstruées par du méconium, un corps étranger quelconque, et l'atélectasie des nouveau-nés (Baginski) en résulte quelquefois. Puis la sténose des voies respiratoires peut être produite par la plupart des causes énumérées dans notre IV⁰ chapitre. L'enfant peut mourir asphyxié — Schaw, Dupuytren — ou de faim, parce qu'il ne peut pas téter (Rayer, Billard). Enfin les déformations thoraciques peuvent apparaître et marcher avec d'autant plus de rapidité que les os sont plus malléables. La mort s'ensuit le plus souvent. Jusqu'ici on a mis cet état sur le compte du rachitisme seul : cependant des observateurs consciencieux et qui ont pu pratiquer les autopsies ont constaté la présence dans ces cas d'obstacles mécaniques à la respiration). — (M. Zariquiey, 8 observations).

Passé la première enfance, les dangers de mort sont écartés, mais l'obstruction donne lieu à des troubles nerveux, à des convulsions, à des cauchemars, enfin à cette longue série d'accidents que nous avons énumérés aux chapitres III et IV.

Ces accidents souvent graves priment tous les autres et l'examen du thorax est laissé de côté. Cependant nous avons pu recueillir quelques observations jusque vers l'âge de 4 ans : mais nous n'avons pas tenu à les faire entrer en ligne de compte, car ces sujets trop jeunes se prêtent mal aux manœuvres de mensuration et de spirométrie. Enfin c'est vers cet âge que la cause d'obstruction la plus fréquente, l'inflammation des tissus lymphoïdes du naso-pharynx, fait seulement son apparition le plus souvent.

Le début en passe souvent ignoré ; c'est un simple coryza, une légère amygdalite dont l'enfant ne se plaint pas et auxquels les parents prêtent peu d'attention. C'est quelquefois aussi une rougeole, une scarlatine. Mais ce coryza, cette amygdalite se répètent et les tonsilles qui les premières fois avaient dégonflé après l'accès restent volumineuses, les tissus adénoïdes prolifèrent.

Alors le petit malade commence à prendre le faciès caractéristique de l'obstrué qui, une fois constaté, se reconnaît facilement.

La bouche est plus ou moins, mais constamment ouverte ; la mâchoire inférieure est projetée en bas ; la lèvre inférieure est épaissie, les incisives supérieures mal plantées restent souvent à découvert ; les pommettes paraissent peu prononcées; le nez s'amincit aux narines et ne se développe pas, ne sort pas à sa racine. Enfin on sent que la respiration est gênée, l'enfant semble toujours terminer une course ; il est à court d'haleine sans que son visage présente l'animation qui s'ensuit. Au contraire, le teint est pâle, maladif, les yeux sont sans vivacité, l'expression manque au visage.

A côté du type classique de l'enfant à la bouche éternellement entr'ouverte, il ne faut pas méconnaître, fait justement remarquer M. Fletcher Ingals, l'enfant bien élevé, dressé à garder la bouche close, — celui-ci soupire par intervalles, pour suppléer à l'insuffisance de sa prise d'air habituelle.

Si l'on vient à examiner les voies respiratoires du petit malade, puis à le faire déshabiller, on constate qu'il présente des déformations portant sur :

1° Les fosses nasales et la bouche ;

2° Le pharynx et le larynx ;

3° La cage thoracique ;

4° La colonne vertébrale.

L'arrêt de développement ou l'atrophie et par suite la déformation des voies aériennes n'est ici qu'une application particulière d'un principe généralement observé dans l'économie à l'occasion de tous les conduits qui ne sont pas traversés en quantité suffisante par les liquides ou les fluides au trajet desquels ils sont destinés.

En effet, l'appareil respiratoire a subi dans son ensemble un arrêt de développement. Les proportions des diverses parties comparées entre elles sont souvent ce qu'elles doivent être, seulement toutes les dimensions se trouvent uniformément diminuées.

Quelquefois certaines parties sont plus éprouvées que d'autres. Enfin, le sujet entier subit l'influence de la pléiade de maux, cortège de l'obstruction, ou au contraire les autres parties du corps contrastent par leur développement normal, mais qui paraît exagéré à côté de la cage thoracique atrophiée.

Examinons les déformations dans l'ordre ci-dessus indiqué et qui est celui de leur développement.

a. Le nez, aminci avec des narines trop peu ouvertes,

semble un organe inutilisé ; il se présente ou développé ou atrophié.

Les ailes du nez ne se dilatent point parce que la voie ultérieure au passage de l'air ne lui permet de pénétrer que dans des proportions trop minimes pour qu'il ait besoin d'un orifice largement béant. La bouche qui par nécessité sert à la respiration se déforme pour remplir une fonction qui n'est pas la sienne. La pression des muscles des joues sur les côtés de l'arcade dentaire qui s'exerce constamment puisque la bouche ne se ferme plus, modifie la courburé en U ou en fer à cheval du maxillaire supérieur. Celui-ci prend la figure d'un V (Charles Tomes) et la voûte palatine ne pouvant s'étaler se relève en ogive.

L'arcade dentaire supérieure devient souvent insuffisante pour loger les dents : celles-ci sont trop rapprochées, en avant surtout, où l'on voit les incisives et les canines chevaucher les unes sur les autres.

Pharynx et larynx. — Le pharynx est rétréci le plus souvent par les amygdales hypertrophiées ; elles refoulent en haut le voile du palais et se rejoignent en touchant la luette. Le diamètre nécessaire à la prise d'air est ainsi amoindrie. Mais de plus, le pharynx n'acquiert pas les dimensions normales car, les tonsilles enlevées, la gorge se trouve très visiblement étroite.

Le larynx s'atrophie aussi : la constatation en est plus difficile et les symptômes moins probants. Cependant, deux choses viennent à l'appui de cette opinion ; la faiblesse et l'altération de la voix. Ces altérations portent sur l'intensité et le timbre du son vocal ; la voix est voilée et quelquefois nasonnée. Ces troubles phonétiques et vocaux ont été étudiés par M. Chervin, cité par M. Helme.

Cette diminution de calibre des conduits aériens se continue et si nous ne pouvons pas constater de visu la régression des poumons, du moins elle nous est attestée par l'amoindrissement du murmure vésiculaire, du volume d'air inspiré (spirométrie) auquel nous voyons succéder l'atrophie, la déformation de la cage thoracique. Celle-ci apparaît lentement ou à l'occasion d'une poussée inflammatoire venant obstruer plus complètement les voies aériennes ou bien encore lorsque le malade apprend à respirer par la bouche, qu'il est en état de tirage intermittent.

Les formes les plus diverses peuvent se présenter. Dans notre notice historique nous avons montré que presque chaque auteur a décrit une configuration spéciale. Nous en avons rencontré de semblables mais nous pensons que l'on doive n'en retenir que ceci : c'est que la poitrine est amoindrie. Ce caractère étant le seul commun à tous, il est le seul caractéristique et les diverses variétés de déformations ne sont qu'accessoires.

On observe toujours l'atrésie, le non développement du thorax ; il est réduit dans son ensemble, dans tous ses diamètres, dans sa circonférence. Parfois, souvent même, le rétrécissement, au lieu d'être régulier, porte sur une partie seulement des parois thoraciques. Ceci détermine par exemple l'aplatissement des côtes, des courbures anormales, des creux, des gouttières, des sillons qui sont longitudinaux, médians, circulaires, antérieurs ou latéraux, qui sont plus ou moins marqués selon le degré de l'obstruction, l'âge du sujet, le temps écoulé depuis le début de l'affection.

Voici du reste quelques exemples de déformation pris parmi nos observations.

Nous ferons remarquer que la photographie ne rend pas très bien les reliefs sur la peau, et que sur le vivant les défectuosités apparaissent bien plus accentuées.

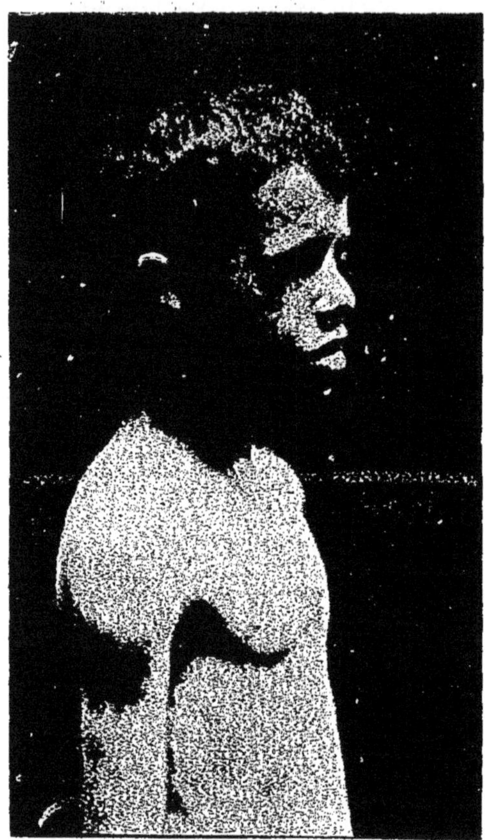

Fig. IV, n° 2671.

L. A., n° 2671, présente une des déformations que nous avons rencontrées le plus fréquemment. Il n'y a rien de très accentué.

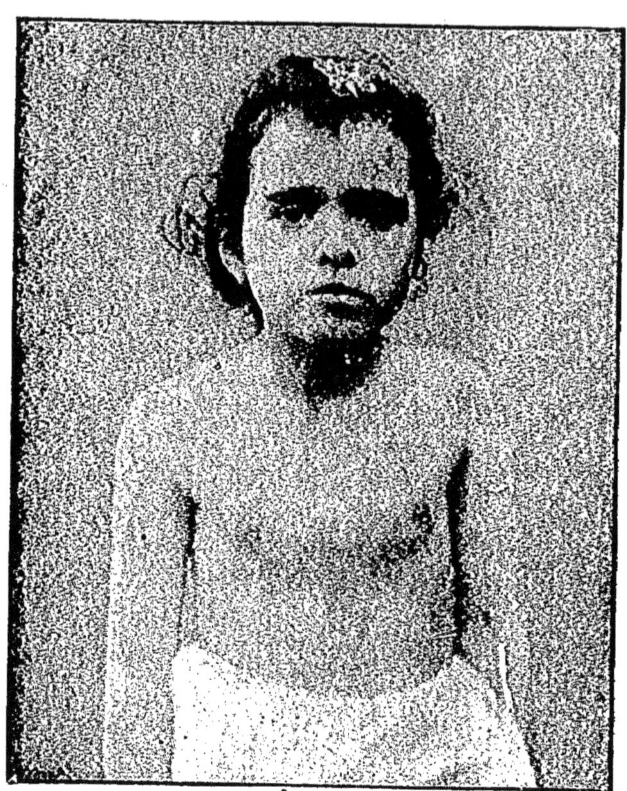

Fig. V, n° 1967.

Cependant, on s'aperçoit vite que la partie inférieure de la poitrine n'est pas aussi développée qu'elle devrait l'être, ce que du reste fait ressortir le haut du thorax qui arrive presque à la normale.

De plus, on peut remarquer un sillon transversal passant au niveau de l'appendice xyphoïde — qui s'incurve comme pour la formation d'un entonnoir — et du septième cartilage costal et qui se continue de chaque côté en s'évasant en bas.

Enfin, en portant plus d'attention, on voit que l'atrésie est plus marquée à droite qu'à gauche, qu'il y a asymétrie de la lésion.

L. A., n° 1967.

La partie supérieure de la poitrine n'est pas déformée, mais au niveau de la ligne bi-mamelonnaire, le sternum s'enfonce en arrière et forme ainsi une dépression qui s'étend aux côtes droites et gauches. La configuration de cet enfoncement est à peu près comme celle que l'on obtiendrait en appliquant les mains de chaque côté de la poitrine, les éminences thénar, fortement appuyées près de la base de l'appendice xyphoïde. Les doigts dirigés en dehors et en s'écartant.

Les cartilages costaux inférieurs ressortent légèrement.

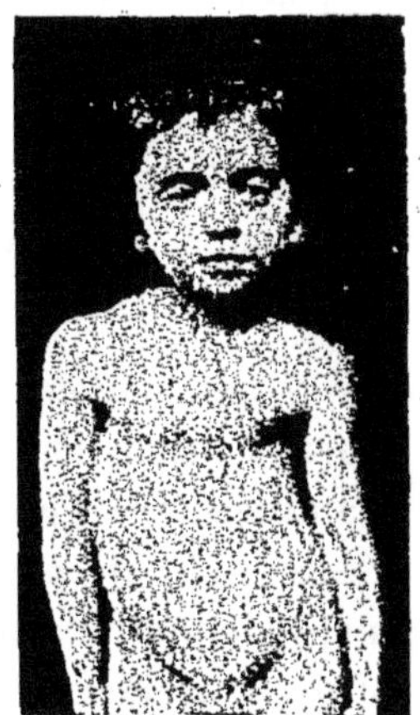

Fig. VI, n° 2419.

C. M., n° 2419, a une poitrine assez bien développée à la partie supérieure, mais qui est légèrement bombée sur la ligne médiane. Au-dessous des seins, à partir de la cinquième côte, il y a aplatissement très prononcé portant sur toute la surface transversale et jusqu'au bas des côtes.

Un léger sillon circulaire passe au niveau du septième cartilage costal.

M. X... présente sur la partie antérieure de la poitrine un enfoncement semblable à ce qu'on a décrit sous le nom d'entonnoir. Au niveau de la quatrième côte, le sternum s'enfonce en bas et en arrière jusqu'à la base de l'appendice xyphoïde qui après va en se relevant jusqu'à son extrémité.

Les côtes ont été peu attirées en dedans, les cartilages costaux seuls se sont incurvés pour suivre le sternum.

Il résulte de ces faits une fossette de quatre centimètres de profondeur et d'environ dix de large dont le sommet est au niveau d'une ligne passant par le septième espace intercostal ; à ce niveau aussi, les cartilages costaux et les côtes présentent un sillon transversal assez marqué. — Sur la figure il l'est davantage à droite.

La déformation est médiane, c'est-à-dire que les cartilages costaux commencent à se porter en arrière à une égale distance du sternum. Cependant, les cartilages droits s'enfoncent plus brusquement que les gauches et le sommet de la fossette se trouve ainsi être à droite de la ligne médiane.

Il y a donc une légère asymétrie de la lésion.

Nous tenons à remercier ici particulièrement M. le Dr Vauthier, qui nous a donné les moyens de prendre cette observation.

C'est vers l'âge de 5 à 7 ans que ces désordres apparaissent et que les parents s'en aperçoivent le plus ordinairement. Si on examine alors l'enfant, on constate qu'il se tient voûté, le corps pliant, pour ainsi dire, au niveau de la ligne bi-mamelonnaire. Souvent aussi une des omoplates est rejetée en arrière et en dehors.

Puis, pour une raison que nous n'avons pu élucider, l'enfoncement s'accentue plus d'un côté que de l'autre.

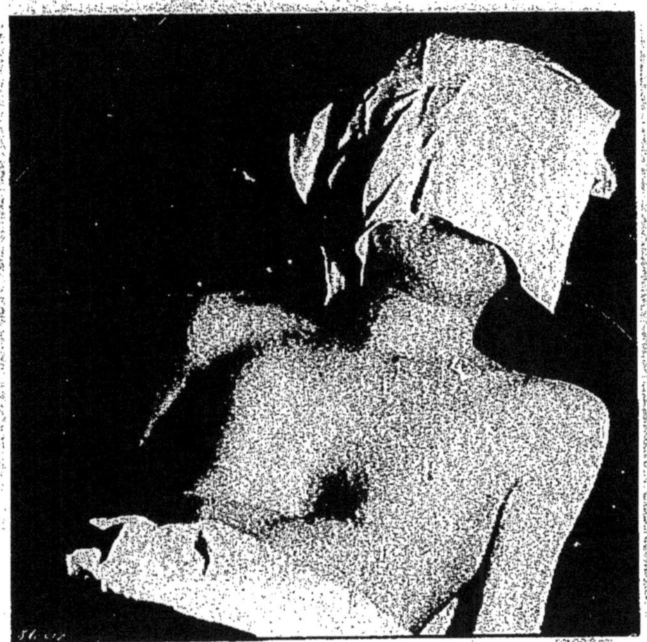

Fig. VII, M. X.

Souvent même la déviation des courbures normales est, du premier coup, plus marquée à droite qu'à gauche, et réciproquement (Robert-Balme). Il y a asymétrie de la déformation (Phocas). Peut-être doit-on lui attribuer la scoliose qui, vers l'âge de 10 à 15 ans, quelquefois avant, survient chez certains enfants comme dernier accident de l'obstruction.

Déjà Warren, Robert avaient signalé le rejet en arrière de la colonne vertébrale qui, ainsi que l'a bien exprimé M. Balme, donne à l'obstrué une attitude spéciale : dos rond, épaules en porte-manteau.

Mais c'est M. Redard qui le premier signala la scoliose et rattacha nettement les déviations du rachis aux déformations thoraciques, aux sténoses respiratoires.

Nous ne pouvons mieux faire qu'en reproduisant ici les paroles mêmes du chirurgien de Furtado-Heine :

« Depuis que nous recherchons avec soin les causes des déviations du rachis, nous avons été frappé par le nombre considérable de sujets atteints de scoliose ou de déformations thoraciques et qui présentaient en même temps de l'obstruction nasale.

Nous avions songé au début à une simple coïncidence, mais nos observations (21) nous ont bientôt démontré qu'il existait une relation de causalité bien évidente.

La cyphose dorsale, d'après nos études, est très fréquente chez les sujets atteints d'obstruction nasale, elle s'accompagne généralement de déformations thoraciques, avec dépressions très marquées dans les creux sus-claviculaires, projection en avant des épaules, ensellure lombaire très prononcée.

Les scolioses dorsales, sans être aussi fréquentes, s'observent cependant souvent. Les scolioses présentent les caractères suivants : elles sont en général peu prononcées, toujours dorsales, plus fréquentes chez les femmes et siégeant généralement du côté droit. Dans nos neuf observations de scolioses, deux seulement sont des scolioses dorsales gauches, deux ont été observées chez des garçons. Leur courbure d'abord unique, puis principale, est longue et ne s'infléchit fortement en son milieu qu'à une période avancée. Elles sont toujours accompagnées de déformations thoraciques ; le thorax est rétréci, un des côtés moins saillant en avant et en arrière, avec dépression latérale et déformation légère des côtes. Abaissement peu marqué de l'épaule.

L'évolution de ces scolioses est lente et elles n'atteignent généralement pas un développement exagéré.

Elles apparaissent et augmentent pendant l'adolescence (l'âge de nos malades est compris entre 12 et 17 ans), principalement au moment de la croissance. Elles se montrent surtout chez les sujets débilités, délicats, affaiblis par l'obstruction nasale. Elles peuvent s'améliorer ou rester stationnaires lorsque le sujet a grandi et terminé sa croissance.

Les cyphoses, les scolioses que nous étudions, se montrent généralement lorsque l'obstruction nasale est très accentuée, lorsque les tumeurs adénoïdes, ayant lentement grossi, arrivent par leur volume ou leur inflammation à obstruer complètement le pharynx et à supprimer la respiration nasale. L'inflammation d'une certaine durée de la muqueuse pharyngo-nasale chez des sujets atteints de lésion chronique de cette région favorise l'apparition de la déviation du rachis.

Dans plusieurs de nos cas, nous notons que la déviation n'est apparue qu'à la suite d'une inflammation

violente de quelques jours, ayant obstrué plus complètement la région nasale de sujets porteurs depuis
longtemps de végétations adénoïdes, qui ne s'accompagnaient pas, avant cette poussée inflammatoire, de
complications fàcheuses.

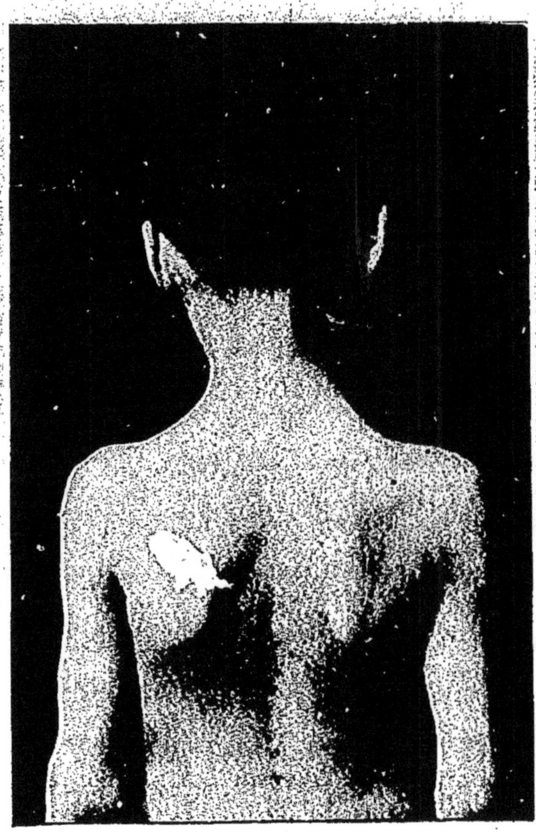

Fig. VIII, n° 2071.

Les cyphoses, les scolioses d'origine nasale sont,
d'après nos observations, consécutives aux déformations

thoraciques. L'état de débilité, l'affaiblissement musculaire dans lesquels se trouvent les malades atteints
d'insuffisance respiratoire, contribue aussi pour une large

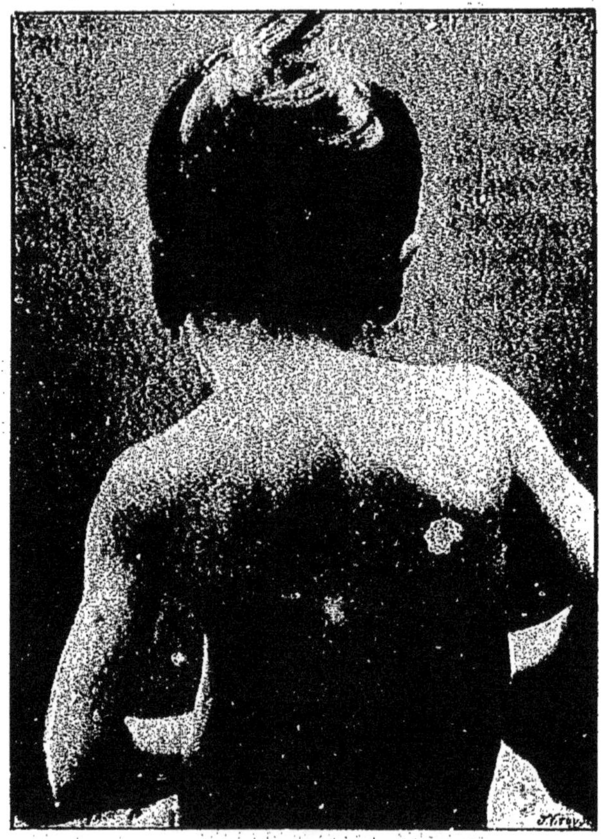

Fig. IX, n° 2419.

part au développement de ces difformités. Si la scoliose
se montre chez nos sujets vers l'âge de 12 à 16 ans,
au moment de la croissance, cela nous paraît tenir au

surcroît d'activité organique, qui se produit à ce moment au niveau du rachis et du thorax.

Voici, vus de dos, les sujets de nos fig. IV et VI.

Les rétrécissements des conduits aériens, les déformations de la cage thoracique et de la colonne vertébrale entraînent à leur suite des modifications multiples. Cela varie avec les déformations elles-mêmes ; chaque cas demande demande une petite étude spéciale qu'il est facile de faire.

Il nous a paru que les déformations n'avaient pas une influence immédiate prononcée, sauf dans quelques cas accentués, sur les diverses fonctions de l'économie, et qu'alors l'appareil respiratoire surtout en souffrait aux périodes aiguës. L'accentuation de la difformité augmente d'autant la diminution de l'air inspiré, déjà bien amoindrie par les rétrécissements supérieurs et l'obstacle lui-même.

La quantité et les qualités de l'air sont altérées alors même que l'obstacle primitif a été enlevé ou est entré en vigueur, car la déformation persiste. L'essoufflement, les sueurs ne disparaissent que peu à peu, et les déformés souffrent longtemps encore « d'une dyspnée nasale, ainsi que dit Chassaignac, d'une dyspnée pharyngienne, laryngienne, enfin d'une dyspnée thoracique, alors que la cause première a disparu ».

CHAPITRE VII

Observations

Maintenant que nous avons déterminé les causes les
plus fréquentes de sténose pharyngo-nasale ; que nous
avons vu qu'elles étaient capables de produire des
déformations thoraciques entravant les fonctions respiratoires ; qu'elles les produisaient en effet, ainsi que
le prouvent les exemples expérimentaux et pathologiques ; que, de plus, nous avons donné une explication
rationnelle, pensons-nous, du mécanisme qui les produit,
il ne nous reste plus qu'à appuyer tout cela par des
observations.

OBSERVATION I. — N° 794. — M. Caroline.
Père et mère bien portants. Elle a été élevée au sein par
sa mère, a marché à 11 mois, a été sevrée à 12. A 2 ans,
rougeole, variole et bronchite ; à 4 ans coqueluche.

A partir de ce moment, elle respire par la bouche et commence à ronfler la nuit. A 6 ans sa mère l'amène au
dispensaire Furtado-Heine pour faire voir sa poitrine, qui se
déforme. Quinze jours après, on coupe les amygdales et on
enlève les adénoïdes qui avaient été trouvées volumineuses.

Aujourd'hui, la malade a 7 ans 1/2 ; taille, 1,20 c. ; sa
voûte palatine est ogivale, ses dents chevauchent un peu ;
le niveau intellectuel est très bon. Depuis l'opération, traitement peu suivi ; la déformation n'a pas augmenté mais n'a
pas non plus sensiblement diminué.

Thorax. — Circonférence : 2 cent. au-dessus des seins, 55 ; au niveau des mamelons, 55 ; 2 cent. au-dessous, 52. — Demi-circonférence gauche 25, droite 26 cent. Diamètres : transverse 18 1/2 ; antéro-post. 13 ; longit. 20. Long. du sternum 13 cent. Sillon transversal avec enfoncement du sternum au niveau de l'appendice xyphoïde et s'étendant sur les côtes. La dépression est beaucoup plus accentuée en profondeur et surtout en hauteur à gauche qu'à droite. La pointe du cœur bat au-dessous des mamelons, au-dessus de l'enfoncement.

Capacité pulmonaire mesurée au spiromètre, 1/2 litre.

Rachis : Colonne vertébrale voûtée, dos rond.

OBSERVATION II. — N° 1338. — M. Fernande.

Parents bien portants. — Elevée au sein par sa mère ; sevrée à 17 mois, marché à 1 an, a bien fait ses dents. Pas de maladie antérieure, seulement de grosses amygdales repoussant en avant les piliers antérieurs ; pas de végétations adénoïdes.

Elle est âgée de 4 ans ; taille, 95 cent.

Thorax. — Circonférences : 2 cent. au-dessus de la ligne mamelonnaire 48 ; à son niveau 46 ; 2 cent. au-dessous 45. Demi-circonférences, à gauche 23, à droit 24. Diamètres : transverse 16 ; antéro-post. 12 ; longit. 16. Longueur du sternum 11 cent., un peu rentrant.

Dépression très large prenant au-dessous des seins pour aller en bas jusqu'au rebord formé par les cartilages costaux et les dernières côtes que soulève le diaphragme. Au niveau de la pointe de l'appendice xyphoïde, sillon circulaire accentuant la déformation. Un peu au-dessus, le sternum s'enfonce, rappelant un début de thorax en entonnoir.

Spirométrie 3/10.

Rachis : Scoliose dorsale gauche flèche 1 cent. 1/4 avec compensation lombaire droite, bien légère.

OBSERVATION III. — N° 1530. — S.

Père et mère bien portants. Elevée au sein par sa mère, a marché à 11 mois, fait ses dents sans accidents. A l'âge de 4 ans 1/2, était à la campagne, elle est tombée dans une citerne.

Cette chute a déterminé un mal de Pott cervical pour lequel elle porte encore un torticolis.

Elle est actuellement âgée de 10 ans ; taille 1.09 cent. Les amygdales sont grosses sans être volumineuses, mais les dimensions du pharynx sont très diminuées par la courbure anormale de la colonne vertébrale.

Thorax. — Circonférence: 4 cent. au-dessus des seins 50 ; au niveau des mamelons 47 ; 4 cent. au-dessous 47. Demi-circonférence, gauche 23 cent. ; droite 20 cent. Diamètres : Transverse 15 1/2 ; ant.-post. 12 1/2 ; longit. 18 ; long. du sternum 13. La poitrine est surtout très peu développée dans son ensemble, mais de plus, le côté droit est plus petit que le gauche de 3 cent. ainsi que le montrent les mensurations ci-dessus.

Capacité respiratoire au spiromètre : 1/4 de litre.

OBSERVATION IV. — N° 1487. — T. Henriette.

Père bien portant, mère aussi, mais a le dos voûté. — Elevée au sein par sa mère, marché à 14 mois, a fait ses dents sans mal.

Aujourd'hui : âge 13 ans, taille 1.40 cent., poids 35 kilos. Le nez est aplati longitudinalement ; bouche demi-ouverte, niveau intellectuel très bon. M. Menière vient d'enlever les adénoïdes et les amygdales hypertrophiées sont cautérisées tous les quinze jours.

Thorax. — Cinconférences : 66 cent. au-dessus de la ligne mamelonnaire ; 65 à son niveau et 60 seulement au-dessous. Diamètres : tranverse 20 1/2 ; antéro-post. 16 1/2 ; longit. 25. Longueur du sternum 15 cent.

La partie supérieure de la poitrine est assez bien développée et paraît projetée en avant, car au-dessous le thorax ne s'est pas développé. Sans qu'il y ait d'enfoncement véritable, il n'y en a pas moins une déformation bien visible.

Capacité respiratoire : 1300 cc.

Attitude spéciale ; dos voûté, poitrine rentrée.

OBSERVATION V. — N° 1967. — L. A.

Père bien portant, mère morte d'une méningite à 36 ans. Elevée au biberon par sa mère, marché à 18 mois, fait ses dents sans peine. Elle a eu la rougeole à 3 ans. Ses deux oreilles ont coulé.

Vers 5 ans, sa poitrine a commencé à s'atrophier.

Etat actuel : âge 8 ans ; taille 1.30 cent.

Elle dort la bouche ouverte et ronfle la nuit comme un orgue, dit sa sœur.

Le nez est peu développé.

Thorax. — Circonférence 57, au dessous des seins 55.

Diamètres : transverse 19 ; ant.-post. 15' ; longit. 19.

Longueur du sternum 13.

Dépression au-dessus des seins comme si l'on avait appliqué les mains de chaque côté de la poitrine ; les éminences thénar appuyées près de la base de l'appendice xyphoïde, les mains dirigées en dehors.

Les cartilages costaux ressortent légèrement.

Spirométrie 6oo cc.

Rachis : Scoliose légère gauche.

OBSERVATION VI. — N° 2o56. — B. Raymonde.

Père à l'hôpital malade de la poitrine ; la mère a un sommet gauche. Venue avant terme ; élevée au sein par sa mère à Paris ; a marché à 18 mois et a très bien fait ses dents. Fièvre typhoïde à 5 1/2 et fièvre scarlatine à 6 ans. Il y a un an a obtenu à l'Enfant Jésus un appareil pour sa scoliose.

L'enfant est actuellement âgée de 8 ans ; taille 1.20 ; ses dents sont crénelées sans déformations des maxillaires ; le niveau intellectuel est bon. Elle respire par la bouche et ronfle la nuit. Elle porte des amygdales peu volumineuses mais les fosses nasales sont bouchées par des adénoïdes.

Thorax. — Circonférences : sur la ligne mamelonnaire 62 ; 3 cent. 3mo au-dessous 57. Diamètres : transverse 18 1/2 : antéro-post. 16 ; longit. 19. Longueur du sternum 12.

Le haut de la poitrine est bombé, mais au-dessous des seins qui sont haut placés, le thorax est déprimé des deux côtés. Cette dépression est accentuée au niveau de l'appendice xyphoïde et des fausses côtes par un sillon circulaire. A ce niveau, le sternum déprimé déjà plus haut légèrement en gouttière, s'enfonce davantage.

Si long prend les mesures du sternum à la colonne vertébrale déviée, on trouve que le côté droit est plus développé que le gauche.

Spirométrie 9oo cc.

Rachis : Scoliose dorsale droite avec déviation lombaire secondaire gauche.

Observation VII. — N° 2058. — D. Albert.

Père mort de la poitrine, mère bien portante. — Elevé au sein par sa mère, n'a marché qu'à trois ans. Les membres inférieurs sont déformés ; le tibia gauche surtout est incurvé en dedans. Il a eu des écoulements purulents par les oreilles.

Etat actuel : âgé 4 ans 1/2 ; taille 88 c. La voûte palatine est légèrement ogivale mais la dentition est bonne. Il respire la bouche ouverte et ronfle la nuit. Ses amygdales sont hypertrophiées.

Thorax : circonférences 5ᵉ au-dessus des mamelons 50 ; à leur niveau 50, 3ᵉ au-dessous 51. — Diamètres : transverse 15, ant.-post. 15 ; longit. 17. Long. du sternum 17.

Ce qui frappe surtout, c'est le développement antéro-postérieur du thorax ; les parois latérales sont très longues et plus aplaties que de coutume, depuis l'angle des côtes jusqu'au point où elles deviennent antérieures par une courbure plus brusque qu'à l'ordinaire. En plus, dépression circulaire cinq centimètres au-dessous des mamelons, au niveau de la base de l'appendice xyphoïde et des premières fausses côtes.

Spiromètre : 400 cc.

Observation VIII. — N° 2068. B. Irma.

Le père a remarqué que son dos s'était arrondi vers l'âge de 7 à 8 ans. La mère est nerveuse ; elle a eu 5 enfants dont 4 vivants, 3 garçons bien portants et la malade. De plus, elle a eu des accès de chorée pendant sa deuxième et sa dernière grossesse.

B. I. a été élevée au biberon par sa mère, à Paris ; elle a marché à 18 mois, et elle a fait ses dents de bonne heure. Elle a eu le faux croup à 2 ans, puis une bronchite, la varicelle, la petite rougeole. Son oreille gauche a alors suppuré et elle avait de la dyspepsie qui dure encore. A 5 ans, une forte angine.

État actuel : 9 ans, taille 1ᵐ20. Base du nez aplatie ; elle ronfle un peu la nuit. Les amygdales ne sont pas très grosses, mais il y a des tumeurs adénoïdes volumineuses. La malade est très intelligente.

Thorax. Circonférence, 3ᵉ au-dessus de la ligne des mamelons 54ᶜ, à son niveau 54ᶜ, au-dessous 54ᶜ. Diamètres : transverse 19 1/2, antéro-postérieur 14 1/2, longitudinal 20ᶜ. Longueur du sternum 12ᶜ.

La poitrine n'offre pas de déformation très sensible, mais un non développement très marqué, ici particulièrement, à la partie supérieure, au-dessous des seins, il y a encore pourtant une large dépression circulaire plus accentuée à gauche.

B. I. a une attitude vicieuse, elle se tient penchée à gauche ; cependant il n'y a pas de déviation latérale appréciable. De plus, on peut constater de la cyphose dorsale assez prononcée. — Spirométrie 500cc.

Le 11 février, M. Menière pince les adénoïdes. Le traitement terminé, la malade respire mieux par le nez.

Une fois ou deux par semaine, elle vient au dispensaire se faire masser pour sa cyphose et faire de la gymnastique.

Le 23 mars nous trouvons au spiromètre 750cc.

Le 30 avril 1000cc.

OBSERVATION IX. — N° 2305. — G. I.

Père bien portant, mère aussi ; a eu 10 enfants dont 4 morts jeunes de méningite.

G. J. a été élevé au sein par sa mère ; a marché à 11 mois, a fait ses dents à 5 mois. Elle a toujours eu souvent mal à la gorge et le rhume de cerveau.

Aujourd'hui, elle a 10 ans, taille 1m,21 cent ; elle ronfle la nuit et dort la bouche ouverte. Le niveau intellectuel est bon.

L'examen du naso-pharynx permet de constater des tonsilles hypertrophiées et un épaississement de la muqueuse du pharynx.

Thorax. Non développement général.

Circonférence 54, diamètres transv. 16, ant.-post. 14, longit. 20. Longueur du sternum 12.

Attitude spéciale ; les épaules sont rejetées en arrière, la gauche est plus élevée que la droite.

Spirométrie : 1 litre le 15 mars.

M. Menière soigne l'arrière-cavité des fosses nasales mais la malade ne retourne pas pour qu'on lui cautérise les amygdales.

Le 19 juin, spirométrie 1100 cent.

Diamètre transverse 17 c. antéro-post. 14 1/2. Circonf. 54 1/2.

OBSERVATION X. — N° 2320. — H. C.

Père et mère bien portants ; 4 enfants. Un frère, âgé de 10 ans, vient d'être opéré par M. Menière pour les adénoïdes ; sa poitrine n'est pas déformée, mais seulement atrésiée ; il est resté petit et peu musclé.

Notre sujet a été élevé au sein par sa mère ; a marché à 1 an, a fait ses dents à 4 mois, — Etant petit, il ronflait la nuit, il respirait par la bouche, il avait des cauchemars et suait la nuit. Il a été opéré, il y a 4 ans, de tumeurs adénoïdes, et les amygdales ont été cautérisées.

Etat actuel : âge, 13 ans, taille, 135ᵉ ; le front est légèrement aplati à gauche ; il n'a que deux incisives à la mâchoire supérieure ; il n'a été soumis à aucun traitement consécutif ; sa poitrine s'est développée au dire de la mère ; cependant, nous trouvons encore un aplatissement latéral et une projection du sternum en avant.

Mensurations : Circonférences, 67-68-67.

Diamètres transverse, 21 ; ant.-post., 19. — Long., 27.

Long. du sternum, 16.

Spirométrie, 1.500 cc.

Rachis. — Très légère scoliose gauche.

OBSERVATION XI. — N° 2331. — S. E.

Le père boit un peu et tousse l'hiver. Mère bien portante, a eu dix enfants dont neuf vivants : trois ont eu le croup, un en est mort. La mère et plusieurs de ses enfants respirent par la bouche, ronflent la nuit, ont des cauchemars et des sueurs ainsi qu'un catarrhe nasal continuel.

S. E. a été élevé au sein par sa mère, il a marché à quatorze mois, mais il a fait ses dents avec souffrance.

Etat actuel. — Age 5 ans, taille 95 c.

Voûte palatine ogivale. — Tumeurs adénoïdes volumineuses.

Thorax. — Circonférence, 51.

Diamètres : transv. 17, ant.-post. 13 1/2, longit. 17.

Long. du sternum 14.

Spirométrie 400 cc.

La poitrine, bien développée, présente un sillon circulaire partant de l'appendice xyphoïde et beaucoup plus marqué à gauche qu'à droite.

La mère s'est aperçue que le thorax se déformait il y a environ dix mois.

Il y a six mois ce fut le dos qui se courba. Aujourd'hui, on peut affirmer un mal de Pott dorsal.

OBSERVATION XII. — N° 2371. F. R.

Père et mère bien portants.

Elevé au biberon par sa grand'mère; a marché à 18 mois et a fait ses dents tard.

Il y a un an, il saignait tous les jours du nez.

État actuel : âge 8 ans 1/2, taille 1ᵐ17; sur la tête, à droite, existe un enfoncement assez considérable. Les dents sont mauvaises. Le niveau intellectuel très bon.

Adénoïdes moyennes.

Thorax. Circonférence au niveau des mamelons 58, au-dessous 56.

Diamètre transverse 19 1/2, ant.-post. 15, long. 18.

Longueur du sternum 11.

La partie supérieure de la poitrine est bien développée, mais au-dessous des seins les côtes sont aplaties à droite et à gauche; enfoncements en forme d'ailes de chaque côté du sternum, qui est peu déprimé.

Spirométrie 900ᶜᶜ.

Dos. Rejet des scapulum en arrière.

OBSERVATION XIII. — N° 2419. — K. M.

Père et mère bien portants.

Elevée au sein par sa mère, marche à 20 mois et fait ses dents avec difficulté.

A 8 mois, bronchite grave ; la poitrine commence à se déformer, et quelque temps après la colonne vertébrale se dévie.

Aujourd'hui, K. M. a 4 ans 1/2, 94 c. de taille.

Elle respire par la bouche, la nuit, et elle a souvent le rhume de cerveau.

M. Menière enlève les adénoïdes le 19 mai.

Thorax. Circonférence, 47 c. au niveau des seins, 44 c. 1/2 au dessous.

Diamètre : transverse, 14 1/2 ; ant.-post., 14 1/2 ; long. 17.

Longueur du sternum, 11.

Le haut de la poitrine est bombé ; le sternum repoussé en avant par les premières côtes aplaties latéralement, sans toutefois présenter d'enfoncements. Au-dessous des seins, à partir de la cinquième côte, il y a aplatissement de toute la surface transversale du thorax jusqu'au bas des côtes. Sillon circulaire légèrement prononcé.

Spirométrie : 300 c. c.

Rachis. Scoliose droite très accentuée.

Observation XIV. — N° 2469. — A. M.

Père tuberculeux, mère bien portante.

Elevée au sein jusqu'à 7 mois, puis au biberon par sa mère.

N'a marché qu'à 3 ans et fait ses dents qu'à 18 mois.

Elle a eu souvent des convulsions.

Etat actuel : âge 6 ans, taille 107 c., poids 40 livres.

Respiration buccale habituelle et ronfle la nuit, sueurs.

Nez aplati longitudinalement ; dents mauvaises.

Niveau intellectuel moyen.

Naso-pharynx. Grosses amygdales, surtout celle de gauche.

Adénoïdes que M. Menière enlève le 15 mai.

Thorax. Circonférence, 54; demi-circonf., droite 29, gauche 25

Diamètre transverse 18 ; ant.-post. 14, long. 20.

Longueur du sternum 12.

Ces mesures sont à peu près normales, et du reste, ce n'est que depuis 2 mois après une accentuation des symptômes, énumérés plus haut que l'on s'est aperçu que la colonne vertébrale se déviait. En regardant, nous avons constaté que de plus, la partie inférieure de la poitrine était moins développée que normalement.

Spirométrie 500 cc.

Observation XV. — N° 2504. — M. E. — Père et mère bien portants et très forts.

Elevé au sein par sa mère ; il a toujours été bien portant si ce n'est qu'il ronfle la nuit, dort la bouche ouverte et se réveille en sueurs.

Age 5 ans 1/2.

M. Menière constate des adénoïdes légères et un développement considérable de la queue des cornets.

Thorax. Circonférence 51 cent.

Diamètres transv. 16, ant.-port. 13, long. 16.

Long. du sternum 10,

Enfoncement des parois antéro-latérales de la poitrine comme si on avait appliqué les mains de chaque côté du sternum et appuyé d'avant en arrière.

Observation XVI. — N° 2552. — B. L.

Le père a une gastrite, la mère est nerveuse.

Elevée au biberon, à la campagne ; n'est revenue chez ses

parents qu'à quatre ans. La nuit elle tombait de son lit ; elle avait des cauchemars : maintenant encore, elle se réveille en sursaut et ne peut courir sans entrer en sueur. Elle ronfle et dort la bouche ouverte.

Etat actuel : 13 ans, taille 138, poids 65 kilos.

Elle a souvent mal à la gorge et elle est enrhumée du cerveau. A l'examen M. Menière trouve des amygdales énormes et des adénoïdes.

Thorax. Circonférence 61. Demi-circonf. droite 31, gauche 30.

Diamètres transv. 21, ant.-post. 15 1/2, long. 22.

Longueur du sternum 13 c.

Le thorax entier est réduit dans ses dimensions, mais la réduction est un peu plus accentuée à gauche qu'à droite.

Spirométrie 1100 cc.

Scoliose dorsale droite avec compensation lombaire à gauche. La déviation rachidienne n'a débuté qu'il y a un an.

M. Menière enlève les adénoïdes le 15 mai, grattage le 19.

OBSERVATION XVII. — N° 2.271. — L. A.

Le père a eu une gastrite très vive, il y a 13 ans ; la mère est nerveuse.

L'enfant a été élevé au biberon en province, il a marché à 18 mois. A 4 mois, bronchite ; à 18 mois, rougeole et pneumonie. Jusqu'à 7 ans, il a continuellement mal à la gorge ; depuis il se plaint moins souvent.

Etat actuel : âge, 10 ans, taille, 125°.

Nez aplati longitudinalement ; lèvre inférieure grosse.

Les dents ne sont pas rejetées en dehors, mais il en manque beaucoup.

Sa mère l'a toujours vu respirer par la bouche.

Il dort la bouche ouverte, et il ronfle de plus en plus.

Naso-pharynx. Amygdales moyennes ; adénoïdes volumineuses.

Thorax : circonférence, 57 ½.

Diamètres transv., 19, ant.-post., 15, longit., 20.

Long. du sternum, 15.

Poitrine non développée au-dessous des seins, avec léger sillon transversal. Côté gauche plus sorti ; côté droit rentré.

Dos. — Epaule gauche plus élevée que la droite. Légère scoliose dorsale gauche. — Un médecin, appelé pour une angine actuellement en cours, s'est aperçu de la scoliose et de la déformation thoracique.

Spirométrie : 1.300 cc.
Opéré le 12 juin.

OBSERVATION XVIII. — N° 2776. — M. G.
Père et mère se portent bien.
Antécédents personnels. Élevé au biberon par une nourrice.
Les deux oreilles ont suppuré, surtout la gauche.
S'enrhume facilement.
Aujourd'hui, M. G. est âgé de 5 ans 1/2, taille 1^m09.
Elle ronfle la nuit et respire par la bouche habituellement.
Les dents sont bonnes mais la voûte palatine est ogivale.
Niveau intellectuel moyen.
Gorge. M. Menière trouve des adénoïdes.
Thorax. Circonférence au-dessus des seins 51, à leur niveau
52, au-dessous 50.
Diamètres transverse 16 1/2 ant.-post., 14 1/2, long. 20.
Long. du sternum 12.
La déformation est marquée surtout par le non développement du thorax au-dessous des seins; cette partie est resserrée de partout sans sillon circulaire cependant.
Spirométrie 500cc.
Rachis. Cyphose dorsale.

OBSERVATION XIX. — N° 5365. — D. P.
Parents peu vigoureux. Elevée au biberon par sa mère; a marché à 2 ans 1/2, elle a fait ses dents avec peine, n'a pas eu le gros ventre. Elle sue facilement et ne peut courir longtemps. Angine très forte à 4 ans.
Etat actuel : Age 8 1/2; taille 1.13 cent.; ronfle la nuit et dort la bouche ouverte; toux amygdalienne, rien aux poumons.
Gorge : Amygdales hypertrophiées.
Thorax : Circonférence 50. Diamètres : transverse 16; ant.-post. 14 1/2; long. 19. Longueur du sternum 12.
Rétrécissement général de la poitrine, qui a l'aspect d'un fourreau de parapluie.
Spirométrie 850.
M. Menière cautérise les amyddales.

OBSERVATION XX. — M. X. — Antécédents héréditaires. Père et mère bien portants.

Ant. personnels : Élevé au sein par sa mère, il a marché à 15 mois et a fait ses dents sans mal. Il n'a jamais fait de maladie grave mais il a toujours eu mal à la gorge.

État actuel : âge 13 ans et demi, poids 40 kilog., taille 155 c.

Le malade respire la bouche ouverte et il ronfle la nuit ; ses maxillaires manquent d'ampleur et les dents sont très serrées. Le maxillaire supérieur a ceci de particulier de porter à droite une petite molaire surnuméraire : de plus, de chaque côté, les canines sont rejetées en dehors. Le nez est aminci longitudinalement et les fosses nasales ainsi que le pharynx sont très étroits. Le sujet était porteur d'amygdales volumineuses et de tumeurs adénoïdes, les tonsilles ont été touchées au thermo-cautère et les végétations ont été enlevées par M. le Dr Vauthier.

Thorax : Au niveau de la quatrième côte, le sternum s'enfonce en bas et arrière jusqu'à l'appendice xyphoïde. Les côtes ne semblent pas avoir subi de déviation, les cartilages costaux seuls se sont incurvés plus que normalement pour suivre le sternum. Il résulte de ces faits une fossette de 4 cent. de profondeur dont le sommet est au niveau d'une ligne passant par le septième espace intercostal ; à ce même niveau, les cartilages costaux et les côtes présentent un sillon transversal assez marqué. La déformation est médiane, c'est-à-dire que les cartilages costaux commencent à se porter en arrière à une égale distance du sternum.

Cependant les cartilages droits s'enfoncent plus brusquement que les gauches et le sommet de la fossette se trouve ainsi être à droite de la ligne médiane.

Il y a donc une légère asymétrie de l'enfoncement.

Les mensurations thoraciques donnent :

Circonférence : 4c au-dessus des reins 62c ; au niveau de la ligne mamelonnaire 61c ; 4c au-dessous 58c.

Diamètres : transverse 21c ; antéro-postérieur 14c ; longitudinal 25.

Longueur du sternum 16c.

Cette déformation en entonnoir s'est creusée de bonne heure, car c'est vers l'âge de 6 à 7 mois que la mère a vu le sternum fléchir, mais elle n'est arrivée que très lentement au degré actuel.

Les autres parties du corps paraissent normales ; l'estomac n'est pas dilaté et le cœur n'a presque pas subi de déplacement.

Cependant, si l'on examine le dos du malade, on remarque

que l'épaule gauche est plus haute que l'autre et que la pointe
de l'omoplate du même côté est rejetée en arrière.

Enfin, la colonne vertébrale présente une déviation à gauche ;
c'est une scoliose dorsale gauche avec compensation lombaire à
droite, dont les courbures sont longues et peu accentuées.

Pour montrer que nous ne sommes pas le seul à
penser de cette manière et à voir ces déformations ;
qu'au contraire elles ont été vues et étudiées sinon expliquées par un grand nombre d'auteurs et des plus
illustres, nous avons cru de notre intérêt de rapporter
ici quelques-unes de leurs observations les plus probantes.

Nous n'avons pas cherché à recueillir un nombre
considérable d'observations ; c'est-à-dire que nous n'avons
pas établi de statistique.

Nous pensons que ces déformations sont loin d'être
rares, à divers degrés s'entend, et chez les amygdalo-
adénoïdiens en particulier. Nous n'avons été que quelques fois voir opérer M. Menière et chaque fois, pour
ainsi dire, quelqu'un de ses sténosés présentait un thorax anormal.

En fréquentant le service de chirurgie de M. Redard,
nous avons observé moins de cas mais toujours plus
accentués. La raison en est que les enfants étaient ame-
nés pour une déformation.

OBSERVATION. — 1839. *Warren, de Boston. — Remarcks on Enlar-
gement of the Tonsils, attendid by certain Deformaties of the Chest.
American Journal of Medical Sciences, n° 24, p. 523.*

W..., de Newton. — Agé de 5 ans, novembre. — Depuis
2 ans, cet enfant est gêné par une hypertrophie des tonsilles, qui
se manifesta pour la première fois par un gonflement sur le côté
externe de la gorge et fut pris à ce moment par les parents pour

des oreillons. Comme la maladie s'aggravait, le patient perdit graduellement ses muscles et ses forces et fut sujet à de fréquents maux de gorge, accompagnés d'attaques fébriles. Ceci se présentait dans ces derniers temps plus d'une fois par quinzaine et durait 2 ou 3 jours; sa respiration la nuit était très difficile et était accompagnée de beaucoup de bruit. L'oreille d'un côté était enflammée et suppurait; il n'entendait aucun son musical même éclatant. Il était petit pour son âge et toujours mal disposé. A l'examen le thorax fut trouvé très déformé, présentant ce qu'on appelle le sternum concave, celui-ci était très déprimé à son centre et les côtes étaient si élevées à leur union avec les cartilages qu'elles formaient un angle aigu.

A l'examen les tonsilles furent trouvées si hypertrophiées qu'elles se touchaient et obstruaient complètement le gosier. Ces grosseurs furent enlevées successivement. Au mois d'avril suivant, on extirpa l'autre amygdale. Je vis le sujet au mois d'août de l'année suivante, près d'un an après l'opération. L'enfant a l'aspect malingre et je rapporte ici les propres paroles de la mère qui n'a aucune raison d'exagérer : « il devenait un joli garçon, respirant la santé, n'avait aucune difficulté à respirer et jamais mal à la gorge. »

Observation rapportée par Robert.

X..., fille d'un armateur de Nantes, âgée de 3 ans et demi.

Chez cet enfant le gonflement des tonsilles paraissait remonter aux premiers mois de la vie; il obstruait presque complètement l'isthme du gosier; la respiration, très laborieuse, nécessitait presque constamment l'action de tous les muscles inspirateurs; la dépression latérale du thorax était considérable et, de plus, le sternum présentait à son tiers inférieur un enfoncement d'autant plus remarquable que la partie moyenne de cet os était fortement déjetée en avant.

Observation V, de Balme, page 120.

Hatt... Germain, 10 ans.
Crâne aplati latéralement. — Lèvres normales.
Bouche demi-ouverte; respiration buccale le plus souvent.
Ronfle un peu la nuit. — Pas de dyspnée, pas de cauchemars.

Dents mal plantées.

Voûte palatine très ogivale.

Amygdales grosses, enchatonnées, repoussant en avant les piliers antérieurs.

Reflexe vomitif peu marqué.

Végétations adénoïdes nombreuses.

Nez petit; ailes immobiles; léger degré de catarrhe naso-pharyngien.

Odorat presque aboli. — Ouïe normale.

État intellectuel. Très bon.

Thorax. — Poitrine bombée, ne présentant pas le rétrécissement latéral décrit, ni le sternum en avant.

Attitude spéciale. — Scapulæ alatæ.

Rachis : Léger degré de scoliose.

Le sommet de la poitrine est immobile. La respiration est exclusivement costo-inférieure et abdominale; dans la respiration forcée, on voit cependant le sommet de la poitrine se dilater légèrement.

Ventre. — Très gros. Dilatation de l'estomac.

Résumé de quelques observations communiquées par M. le Dr Redard.

B. Tumeurs adénoïdes, hypertrophie des cornets.

Creux sous et sus-claviculaires très prononcés, épaules portées en avant et de dehors en dedans. Tête penchée en avant.

Cyphose.

M. Tumeurs adénoïdes; rhinite hypertrophique avec ozène.

Poitrine aplatie sur les côtés; creux sus et sous-claviculaire.

Omoplates portées en arrière. — Cyphose.

L. Tumeurs adénoïdes.

Épaules portées en avant et de dehors en dedans, de sorte que la poitrine en avant est une véritable cuvette.

Cyphose.

S. Hypertrophie nasale avec adénoïdes en nappe.

Poitrine déprimée sur les deux côtés.

Légère scoliose.

D. Hypertrophie des amygdales.

Lésions du thorax et léger degré de cyphose.

P. et M. Hypertrophie des cornets.

Lésions du thorax et du rachis.

A., 17 ans. Pendant sa jeunesse, signes d'obstruction nasale, bouche ouverte, ronflement, voix nasonnée, angines fréquentes. Croissance très rapide à partir de la menstruation, à 11 ans 1/2. A ce moment on s'était aperçu que l'omoplate du côté droit était saillante. Depuis, la déformation thoracique a constamment augmenté. De plus, léger degré de cyphose et de scoliose dorsale gauche.

M. Chatelier traite les végétations.

1re Observation de M. Phocas. — Gazette des hôpitaux. — 567

Dans une de mes observations, le côté du thorax le plus difforme s'est redressé d'une façon sensible après l'ablation de l'amygdale palatine du même côté, suivie de l'extirpation de quelques douleurs adénoïdes. Les choses en étaient là, quand une poussée aiguë, du côté de la gorge et de l'arrière-gorge, obstrua de nouveau le canal pharyngo-nasal et occasionna des crises dyspnéiques, qui revenaient la nuit avec une assez grande intensité, pour inquiéter sérieusement l'entourage de l'enfant. A la suite de cette exacerbation de la sténose pharyngée, les déformations thoraciques se sont brusquement aggravées, et le thorax est devenu manifestement plus difforme qu'avant. Ce fait, observé avec soin, démontre jusqu'à l'évidence l'étroite relation qui lie la sténose pharyngo-nasale aux déformations thoraciques.

Observation XI, de M. Bartoli.

E. M., 8 ans 1/2. A eu à trois mois une bronchite; a toujours toussé depuis. Il a souvent des oppressions très fortes la nuit; d'abord on attribuait cet état à la dentition.

Lorsqu'il est oppressé, il est obligé de s'asseoir; il a des sifflements dans la poitrine; on entend les sifflements de la chambre voisine.

Il se réveille souvent en peur la nuit et est au moins dix minutes sans qu'on puisse le consoler; ces tumeurs ne sont pas revenues depuis 3 mois.

Jusqu'à 3 ans, il a uriné au lit.

Ouvre la bouche jour et nuit ; palais très ogival, ou plutôt ayant le forme d'un angle aigu tronqué.

L'enfant fait répéter lorsqu'on lui parle.

Il a eu la rougeole.

Thorax : La poitrine est bombée sous les clavicules et de chaque côté du sternum.

Beaucoup de tumeurs adénoïdes ; grosses amygdales.

Résumé de quelques observations recueillies par M. le Dr Pomé au dispensaire Furtado-Heine. — Service de M. Redard

N° 1345. — A 3 ans broncho-pneumonie. — Etat actuel, 12 ans, hypertrophie des amygdales et tumeurs adénoïdes. La base du thorax est rétrécie ; les côtes sont aplaties et de chaque côté, en avant, au-dessous des seins, on trouve une véritable excavation qui augmente lorsqu'on fait faire une forte inspiration à l'enfant.

Scoliose dorsale droite légère qui a débuté à 11 ans.

N° 1099. — 10 ans. Parents bien portants. Elevé au sein par sa mère, cependant enfance maladive ; il ronfle la nuit et respire par la bouche.

Naso-pharynx adénoïdes.

Le thorax est mal constitué, le sternum n'est pas saillant et les côtes qui y vont sont aplaties. — Au-dessous des seins, long sillon transversal qui devient plus marqué pendant l'inspiration. La respiration est ventrale, les côtes et le sternum ne bougent pas.

Il y a trois mois, la mère remarquait que son enfant se courbait en avant. — Il existe en effet une cyphose dorsale assez prononcée ; les omoplates sont repoussées en arrière.

N° 741. — 14 ans 1/2, nourrie au sein par sa mère. Bronchite à 4 ans, rougeole.

Etat actuel : Asymétrie de la face, tumeurs adénoïdes et ses conséquences.

Le thorax a la forme d'un fourreau de parapluie. — Creux sous-claviculaire très accentué.

Rachis. — Scoliose cervicale gauche avec compensation dorsale droite.

Voici résumées quelques observations de jeunes

enfants ; elles serviront à montrer que les causes d'obstruction apparaissent de très bonne heure, mais nous ne les avons pas fait entrer dans notre série précédente car certaines mesures sont impossibles à prendre.

Nº 2017. — 17 mois. Parents bien portants. Elevée au biberon par ses grands-parents, marche à 16 mois, fait ses dents sans mal. Respire par la bouche, ronfle la nuit, a de grosses amygdales. Circonférence thoracique 47 c. Diamètres transv. 14 c. Antéro-post. 47 c. Thorax. Dépression circulaire au niveau de l'appendice xyphoïde, se continuant de chaque côté.

N° 2053. 20 mois. Père délicat, mère nerveuse, mais bien portante. Elevé au sein par sa mère. Voûte palatine ogivale, amygdales hypertrophiées. Circonférence thoracique, 43 c. Diamètre transv. 15, ant.-post. 13.

Thorax. Dépression circulaire au niveau de l'appendice xyphoïde, se continuant de chaque côté en s'élargissant. L'enfoncement est plus marqué à gauche qu'à droite.

Nº 2278. 22 mois. Parents bien portants. Elevé au biberon par sa mère, commence à marcher ; 12 dents de percées. Le nez n'est pas sorti ; il ronfle la nuit, il a des cauchemars et il se réveille en sueur. Végétations adénoïdes moyennes.

Thorax. Circonférence, 49 c. Diamètre transv. 15, ant.-post. 13. Le haut de la poitrine est bombé. Sillon circulaire au niveau de l'appendice xyphoïde. Cependant le sternum est peu déprimé, tandis que les côtés le sont davantage. L'enfoncement est plus prononcé à droite qu'à gauche.

Voici enfin quelques faits montrant les résultats obtenus :

OBSERVATION empruntée à M. Redard, 1890. *Gazette médicale,* page 135.

Mˡˡᵉ M. B., âgée de 13 ans, d'une santé assez délicate, nous est présentée avec une poitrine déformée, léger sillon sur les parties latérales, dépression sternale inférieure, la croissance se fait mal, il existe de la pâleur, de la maigreur et de la faiblesse. La respiration nasale est gênée, la malade respire la nuit la bouche ouverte. etc. Les amygdales sont très hypertrophiées.

Nous enlevons les amygdales et conseillons un traitement général et des exercices gymnastiques appropriés.

Nous examinons de nouveau la malade au bout de trois mois et nous constatons que nous n'avons obtenu aucun résultat satisfaisant ; il existe au contraire de la cyphose que nous n'avions pas notée lors de notre premier examen.

Au bout de 2 mois, la cyphose a fait des progrès, et nous trouvons un commencement de scoliose dorsale droite très nette et très prononcée. L'épaule gauche est abaissée, il existe une saillie manifeste des côtes à la partie postérieure droite du thorax. Flèche : 0,1 cent. avec dépression marquée de la région thoracique gauche.

Nous interrogeons les parents de la malade qui nous disent que, depuis notre amygdalotomie, leur enfant respire mieux, mais qu'il y a de l'obstruction nasale ; la respiration se fait toujours par la bouche, la nuit.

Nous songeons alors à examiner le pharynx nasal et nous constatons la présence de volumineuses tumeurs adénoïdes.

Mon collègue Ménière fait disparaître ces tumeurs, et, au bout de 6 mois, nous constatons que la colonne vertébrale a repris sa direction normale, la cyphose s'est améliorée, la poitrine s'est développée, l'état général est devenu excellent.

De notre côté, nous pu constater les deux faits suivants :

No 4587. — M. M., 14 ans.

En 1891, scoliose dorsale très prononcée.

Elle est mise en traitement chez le Dr Ménière pour ses adénoïdes qui lui sont enlevées en trois séances.

Depuis, la colonne vertébrale s'est progressivement redressée et aujourd'hui (1896) ce redressement est complet.

No 2314. — G. 2 sœurs.

En 1890. — L'aînée avait une scoliose dorsale : on lui a enlevé des tumeurs adénoïdes que l'examen avait montré ; puis on lui fit faire de la gymnastique spéciale, du massage, de l'électrisation. — On constata alors une grande amélioration. Aujourd'hui (1896) le redressement est complet.

Plus tard, la seconde fille, Marie, fut amenée au Dispensaire parce que sa colonne vertébrale se déviait. — Scoliose dorsale gauche ; épaule droite plus haute que la gauche de 0,01 ; creux sous-claviculaire très prononcé surtout à droite. Les côtés sont aplatis à droite et à gauche,

Examinée au point de vue respiratoire, on trouve des tumeurs adénoïdes, qui sont enlevées par le Dr Menière.

Aujourd'hui (1896), grande amélioration.

CHAPITRE VIII

Traitement et conclusions

a. — TRAITEMENT.

Le traitement par excellence des déformations thoraciques et des scolioses par obstruction pharyngo-
nasale sera comme toujours le traitement préventif.
Les mères, les médecins surtout, devront faire attention
au nez, à la gorge des jeunes enfants. Il ne devra
pas leur suffire de faire cesser un écoulement d'oreille,
d'obtenir la guérison d'un catarrhe nasal ou d'une
angine, c'est-à-dire d'un des symptômes par lesquels
nous avons vu les causes sténosantes se manifester. Il
faudra remonter à la cause du désordre et, examinant
avec soins les voies respiratoires supérieures, la présence
d'un obstacle sera souvent constatée. Le faire disparaître amènera la guérison plus prompte du symptôme
qui occasionna cette recherche et sera en même temps
la prophylaxie des déformations.

Ainsi donc, lorsqu'on vous amènera un petit malade
respirant par la bouche, avec de grosses amygdales, pâle,
et ne se développant pas, avec des poussées d'amygdalites
répétées, ne vous contentez pas de dire : c'est un scrofuleux,

c'est un rachitique ; mais soignez sa gorge, faites disparaître ses adénoïdes. Sinon, vous pourrez voir apparaître l'atrésie du thorax, avec ou sans déformation plus notable, et quelquefois aussi de la scyphose, de la scoliose, et votre diagnostic vous semblera pleinement confirmé alors que cet état est dû entièrement à une cause locale et accidentelle dont vous étiez maître.

Si nous admettons volontiers qu'un mauvais état de la constitution prédispose au gonflement des tonsilles, nous sommes plutôt de l'avis de beaucoup d'auteurs, entre autres M. Chatellier, pour qui « les amygdalites répétées sont les seules causes de l'hypertrophie amygdalienne. » Il ne faut donc pas oublier, pensons-nous, l'influence fâcheuse que ce gonflement exerce sur le développement général de l'enfance, et quand on rencontre des individus faibles, pâles, frisant l'état dit de scrofule, on doit interroger les parents avec soin afin de ne pas être exposé à prendre l'effet pour la cause.

J'ai vu, dit Robert, des enfants être affectés de ce gonflement malgré une const' tion primitivement excellente, et chez lesquels l'organisation ne s'était détériorée que depuis la gêne apportée au libre exercice de la respiration.

Que si l'on se trouve en présence d'un rachitique avéré, porteur d'une cause sténosante, il ne faut pas négliger de soigner cette lésion qui aggrave son état et l'empêche de reprendre le dessus.

Ce traitement étiologique sera sans rival lorsqu'il s'attaquera à la cause avant qu'il y ait retentissement sur le squelette.

Quand la maladie est installée, la première indication à emplir sera encore le traitement causal. Le plus souvent le résultat immédiat sera excellent, car la pléiade de maux rappelés dans un des chapitres précédents disparaîtra. De plus, dit M. Redard « le traitement naso-pharyngien seul suffit fréquemment pour guérir la déformation thoracique ou vertébrale. J'ai souvent, au moyen des recherches spirométriques, noté une augmentation sensible de la capacité respiratoire et une modification très rapide de la forme de la cage thoracique précédemment déformée, dans les premiers mois qui suivent les opérations de végétations adénoïdes ».

Nous n'insisterons pas sur les moyens à employer pour ce premier résultat et nous renvoyons aux traités spéciaux. Le plus souvent, il y aura motif à une petite opération chirurgicale. Une pincée suivie de grattage et d'attouchements à la teinture d'iode pour les adénoïdes (M. Menière) ; — une saison à Bagnères de Luchon lorsque les tonsilles sont molles (M. Doit), — ou la cautérisation ignée, de préférence lorsqu'elles seront dures, etc., etc.

En tous cas, la déformation thoracique, son accentuation, l'apparition de la déviation vertébrale sera une indication formelle d'une intervention énergique en cas d'hésitation.

Malheureusement le traitement causal ne suffit pas dans bien des cas : d'autant moins que le sujet sera plus âgé, c'est-à-dire que ses os seront moins malléables et de plus que les déformations seront plus accentuées et plus anciennes.

Ce n'est que lentement que l'on pourra défaire ce qu'a peu à peu produit l'obstruction et pour y arriver il faudra suivre la voie naturelle et porter notre action thérapeutique dans l'ordre suivant lequel sont apparues les lésions.

Les voies aériennes étant redevenues libres, il faudra leur faire reprendre la forme normale. Si c'était le nez qui était bouché, nous recommandons avec M. Couctoux, après avoir rétabli la perméabilité, de veiller à ce que les sujets dorment la tête non défléchie en arrière, afin de les obliger à fermer la bouche et à faire bénéficier le nez de l'opération.

La respiration par le nez s'accomplit maintenant; la gorge, libérée de tout obstacle, n'entrave plus le passage de l'air, et le dentiste a remédié aux déviations des dents : cependant les conduits aériens ne s'élargissent pas, la poitrine ne se développe pas et le dos reste dévié. Il faut aider la nature.

Une deuxième indication apparaît : augmenter le volume d'air inspiré. Pour cela, plusieurs moyens sont à notre disposition.

α. — *Exercices et spiromètres.*

Tous les jeux, tous les exercices qui exciteront l'individu à remplir d'air ses poumons, seront bons; les courses surtout — d'après les expériences de M. Marcy. — Mais ces moyens ne vont pas sans de graves inconvénients, par exemple de faire entrer les enfants en sueur et d'occasionner ainsi des refroidissements si nuisibles aux fragiles de la gorge.

Les appareils spirométriques ont les mêmes avantages que les exercices précédents sans les désagréments. Il y en a de plusieurs modèles; les plus récents sont ceux de Mathieu et de Joal, construit par M. Collin. C'est de ce dernier appareil appartenant au dispensaire Furtado-Heine dont nous nous sommes servi.

La manœuvre consiste à faire souffler les enfants dans un de ces instruments de toutes leurs forces et en une seule fois. Ceci est répété plusieurs fois de suite.

A ces expirations forcées correspondent par réaction des inspirations profondes que les sujets cherchent encore à augmenter afin d'emmagasiner un volume d'air plus grand avant de souffler.

Un petit apprentissage est nécessaire avant de prendre des mesures.

On lit sur l'appareil les quantités obtenues à chaque séance et l'on peut constater ainsi par la suite que les poumons peuvent expulser plus d'air et que par conséquent leur capacité respiratoire a augmenté.

Les poumons se développent et cette augmentation se traduit par un accroissement de la cage thoracique.

Nous avons rapporté les résultats obtenus par M. Joal; voici ceux qu'il nous a été possible de recueillir :

Numéros	Temps écoulé après la désobstruction	Augmentation	
		normale	obtenue
5365	6 semaines	48 cc.	50 cc.
2552	6 »	48	300
1338	9 »	72	100
2305	11 »	88	100
1487	17 »	136	150
2068	20 »	160	500

Par ces moyens, on augmente la quantité d'air inspiré. C'est la première condition à remplir; mais si nous nous reportons à notre chapitre de physiologie normale, nous voyons que la pression atmosphorique a une action puissante sur les parois thoraciques.

Nous avons constaté de plus que chez les obstrués la pression intra-pulmonaire avait diminué. Il ne suffit donc pas d'augmenter le volume d'air inspiré mais on doit aussi chercher à diminuer la pression extra-thoracique.

Pour ce faire, on peut se servir des appareils destinés aux emphysémateux, en remplaçant toutefois l'oxygène par de l'air ordinaire.

Parmi les appareils qui peuvent encore s'appliquer aux cas qui nous occupent, citons la chaise respiratoire du docteur Rossback (Iéna). Nous l'avons vu employée chez M. Redard et voici en peu de mots son fonctionnement :

Des sangles spéciales s'adaptent exactement sur la poitrine du sujet assis et sont maintenues par une courroie passant sur les épaules.

Ces sangles sont fixées sur deux des montants du dossier de la chaise. Ces pièces de bois sont mobiles et sont mises en rotation à l'aide de leviers situés de chaque côté, à la portée des mains du patient. Pour mettre l'appareil en marche, le sujet saisit les leviers dans la position du repos et fait une aspiration ordinaire. Dès que commence l'expiration, il ramène les leviers en avant de façon à exercer sur le thorax, d'abord une pression douce, puis de plus en plus énergique. Cette manœuvre fait faire aux montants une rotation capable de raccourcir les sangles, de chaque côté, d'environ 4 centimètres, et le thorax subit de ce fait une compression correspondante. Ensuite, les leviers sont ramenés en arrière dans la position du repos.

Le fait que les bras du patient ramènent les leviers en arrière avant et au début de l'inspiration facilite considérablement cette inspiration.

Dans les poumons contractés davantage par la force de l'expiration il entre naturellement à toute inspiration suivante plus d'air et plus d'oxygène que d'ordinaire.

Mais il est un moyen plus simple, plus agréable, ce sont les ascensions dans les montagnes. M. Doit nous a dit du reste avoir constaté que les enfants retiraient de grands avantages de ces excursions tant au point de vue général qu'à celui du développement du thorax.

Ces soins sont seuls nécessaires lorsqu'il y a non développement général du thorax, soit que l'enfant n'ait pas grandi dans son ensemble, soit que la poitrine seule soit restée rétrécie faisant contraste alors avec le reste du corps.

Mais lorsqu'il y a enfoncement, vertical ou horizontal, ces exercices ne suffisent plus car, outre l'agrandissement de la cage thoracique, il faut chercher à obtenir le redressement des parois. L'aide d'un chirurgien est alors nécessaire.

Prenons pour exemple un cas très fréquent, l'atrésie simple de la partie inférieure du thorax, au-dessous de la ligne bi-mamelonnaire. La partie supérieure paraît plus développée qu'à l'ordinaire, par contraste, et les attaches du diaphragme repoussent en dehors à chaque inspiration les derniers cartilages costaux. Cette action exagère la difformité et marque davantage le sillon circulaire ; on pourra les combattre par le port habituel d'une ceinture de flanelle bien appliquée.

Le sujet étant couché sur le dos sur un coussin très dur, on lui fait exécuter des inspirations profondes par la bouche afin d'emmagasiner le plus d'air possible et des expirations lentes par le nez afin de redonner à cette voie l'ampleur qu'elle a perdue.

Le chirurgien place d'abord ses mains sur la partie supérieure et bombée de la poitrine et sur la partie des côtes que soulève le diaphragme d'une façon exagérée. Pendant l'inspiration il oppose des pressions sur ces parties, afin d'empêcher les déformations de s'aggraver et de forcer pour ainsi dire les poumons à occuper les parties déclives.

« Ensuite, dit M. Redard, on cherche par des pressions avec le plat de la main des parties postéro-latérales du thorax à obtenir la dilatation et l'expansion de la poitrine, principalement au niveau du sternum et des régions antéro-latérales dans le tiers inférieur pour le cas que nous avons choisi. »

« Si la déformation est unilatérale ou asymétrique, c'est-à-dire plus prononcée d'un côté, le sujet est couché latéralement sur un coussin dur correspondant au côté non déformé. On lui fait exécuter des mouvements étendus d'inspiration et d'expiration, le bras du côté thoracique déformé, levé pendant l'inspiration, abaissé pendant l'expiration. Concurremment, le chirurgien presse énergiquement le thorax contre le coussin résistant, de façon à obtenir la dilatation du côté opposé déformé.

Pour la déformation du rachis, les exercices respiratoires seront les mêmes. Quant aux manœuvres de massage et de gymnastique, nous renvoyons au beau Traité de chirurgie orthopédique du Dr Redard.

Parmi les nombreux cas de guérison et d'amélioration notable observés antérieurement par M. Redard ou que nous avons pu constater avec lui, nous avons cru devoir rapporter un exemple.

N° 1345. — S. I.

Père et mère bien portants.

Elevée au sein par sa mère.

Bonne santé jusqu'à 3 ans : à cette époque, broncho-pneumonie.

Vers 11 ans, on constate un commencement de déviation du rachis, et elle vient au Dispensaire Furtado-Heine.

A l'examen de la gorge, on trouve les amygdales hypertrophiées et des tumeurs adénoïdes volumineuses.

M. Mentière cautérise les uns et enlève les autres.

Etat en 1892 :

Epaule droite plus forte.

Déviation de la colonne vertébrale à droite.

La déformation la plus marquée se trouve en avant, où les côtes forment un creux au-dessous des seins.

Massage et exercices au dispensaire,

Nous avons pu retrouver cette malade. Aujourd'hui, 1896, la partie inférieure de la poitrine est arrivé à un développement normal, et la colonne vertébrale est droite. Une photographie du rachis, prise en 1892, permet de comparer l'état à ce moment avec l'état actuel.

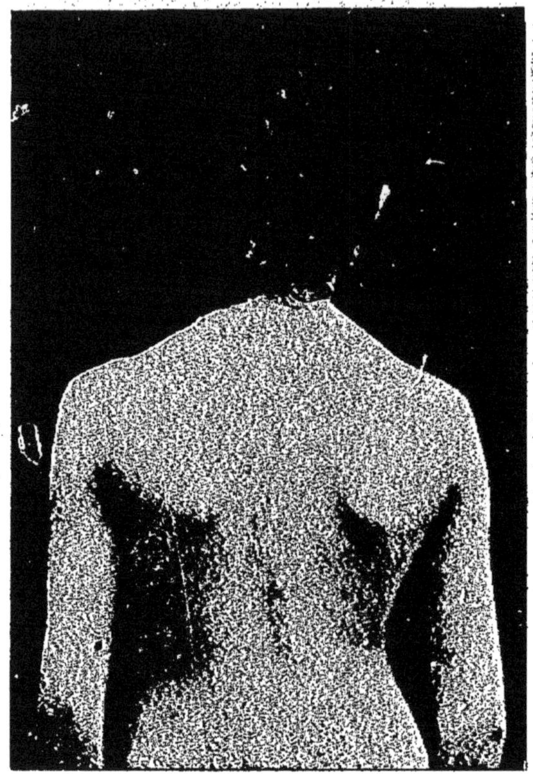

Fig. X, nᵒ 1345.

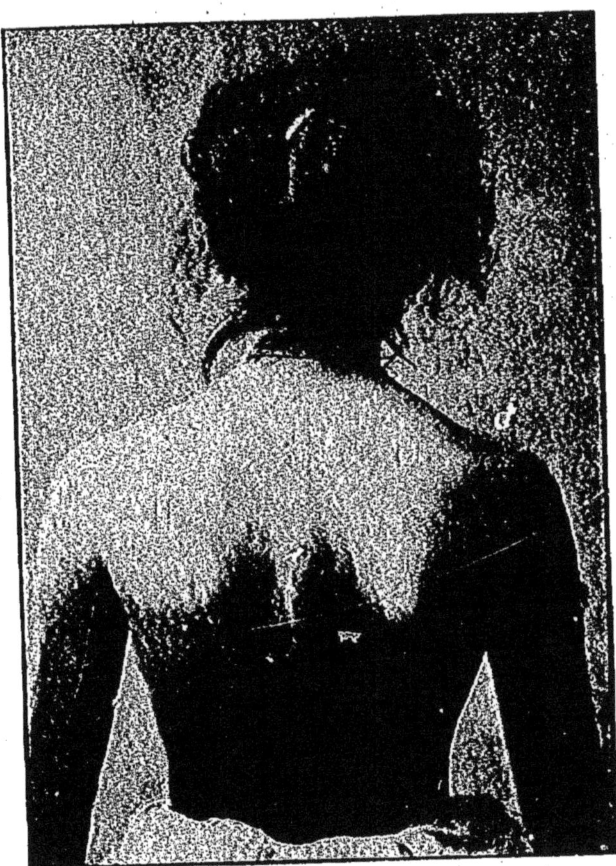

Fig. XI, n° 1315.

b. — Conclusions.

De l'ensemble de notre étude, nous pensons que l'on peut tirer les quelques conclusions suivantes :

1° Les causes d'obstruction chronique des voies respiratoires supérieures sont nombreuses : les plus anciennement signalées sont l'hypertrophie des amygdales et les tumeurs adénoïdes. Ces deux lésions sont encore les plus fréquentes et les plus puissantes ; le plus souvent elles sont réunies chez le même sujet.

2° Ces obstructions occasionnent des troubles locaux et généraux qui peuvent avoir une influence considérable sur l'ossification du squelette et sur le développement physique et moral des enfants.

3° Leur influence s'exerce en particulier sur l'appareil respiratoire : les conduits aériens, les poumons s'atrophient par diminution de fonction; la cage thoracique, liée à l'action physiologique des organes de la respiration, les suit dans cette voie, elle cesse de s'accroître et même se déforme.

La déformation variera avec le degré de l'obstruction, son ancienneté avec l'âge du sujet, c'est-à-dire la malléabilité du squelette. Pour cette raison, les rachitiques seront plus facilement atteints, mais ici il faut prendre garde que l'obstruction peut produire un état général très ressemblant et ne pas prendre l'effet pour la cause.

4° Il n'y a pas de déformation spéciale à l'obstruction, qui peut produire depuis la simple atrésie thoracique jusqu'aux enfoncements, gouttières, creux, sillons les plus marqués, selon le degré de la sténose, l'âge, l'état du malade.

Toutes les formes que l'on a décrites comme caractéristiques se rencontrent, il est vrai, mais pas à l'exclusion des autres. Ce ne sont, pour ainsi dire, que des variétés d'une même espèce, différentes d'aspect mais non de nature.

5° Presque toujours le sténosé, le déformé thoracique présente, vu de dos, un aspect spécial : une de ses épaules est plus haute que l'autre, la pointe de l'omoplate ressort en arrière; son dos est rond, voûté.

Souvent une cyphose dorsale suivie d'une lordose lombaire compensatrice accompagne ces déformations.

Quelquefois, assez souvent même, lorsqu'on veut bien rechercher et prêter attention aux cas légers, on observe de la scoliose.

6° On reconnaîtra une déformation thoracique par obstruction en établissant un diagnostic différentiel mais surtout en récapitulant la marche suivie. L'observation montrera souvent au début un mal de gorge, une scarlatine, une bronchite suivis d'amygdalites répétées, de catarrhe nasal, etc. Une cause sténosante est établie et il est facile de la reconnaître si l'enfant est jeune. — Le diagnostic sera plus difficile lorsqu'avec l'âge souvent la cause aura disparu et qu'il ne restera plus que les effets produits qui seront : un thorax non développé avec ou sans enfoncements; une lordose, avec cyphose compensatrice, une scoliose.

7° Le traitement de la cause s'impose et prime tout; le rachitisme est plutôt une indication qu'une contre-indication.

Si on l'exécute avant toute déformation, il est prophylactique et, par conséquent, excellent.

En cas de simple arrêt de développement du thorax, tous les moyens employés tendront à augmenter le volume d'un inspiré, de façon à faire reprendre aux voies aériennes leur calibre régulier, aux poumons leur capacité normale. L'appareil respiratoire s'accroît et les parois thoraciques s'élargissent. Si le sujet est véritablement déformé, des exercices spéciaux devront être accomplis en présence et sous l'impulsion d'un chirurgien. Celui-ci adoptera des mouvements particuliers et correspondants à chaque lésion du rachis ou des parois du thorax.

8° Inversement, une scoliose, une déformation thoracique dont l'origine est douteuse pourra mettre sur la voie d'une sténose pharyngo-nasale jusqu'alors ignorée ou négligée. Ainsi, l'effet fera remonter à la cause.

S'il ne faut pas conclure que toutes les déformations de la poitrine, les déviations rachidiennes sont dues à une sténose respiratoire, du moins, en présence d'une de ces lésions on devra toujours examiner le naso-pharynx.

INDEX BIBLIOGRAPHIQUE

1820 **Rayer.** — Note sur le corysa des enfants à la mamelle.

1823 **Shaw.** — On the nature and treatment of the distorsions towhich the spine and the bones of the chest are subject London.

1828 **Billard.** — Traité des maladies des enfants, p. 461.

1828 **Coulson, de Londres.** — On deformities of the chest and the spine.

1828 **Dupuytren.** — Mémoire sur la dépression latérale des parois de la poitrine. — Répertoire d'anatomie et de physiologie, T. V.

1833 **Baudens.** — Gazette des hôpitaux.

1838 **Warren, de Boston.** — Mai. — Philadelphia medi : examiner.

1839 **Dupuytren.** — Leçons orales de cliniques chirurgicales, n° 3,900 T. I, p. 184.

1839 **Warren, de Boston.** — Août. — American journal of medical sciences.

1843 **Robert.** — Mémoire sur le gonflement chronique des amygdales chez les enfants. — Bulletin général de thérapeutique, T. 24 et 25.

1846 **Hutchinson.** — Medico-Chirurg. Transactions.

1853 **Lacauchie.** — Traité d'hydrotomie.

1854 **Chassaignac.** — Influence de l'hypertrophie des amygdales sur l'appareil respiratoire. — Gazette des hôpitaux, p. 209, et Influence de l'hypertrophie des amygdales sur le développement général de l'organisme. — Gazette des hôpitaux, p. 221.

1855 **Schnepf.** — Capacité vitale des poumons, ses rapports physiologiques et pathologiques avec les maladies de la poitrine.

1856 **Lasègue.** — De la spirométrie. Archives générales de médecine, 5me série, T. VII, p. 464.

1861 **Lambron,** Médecin inspecteur des Eaux de Bagnères de Luchon. — De l'hypertrophie des amygdales et de ses fâcheuses conséquences. — Bulletin Académie de Médecine, p. 637.

1861 **Vidal de Cassis.** — Traité de pathologie externe, T. II, p. 638.

1865   **De St-Germain.** — Dictionnaire de Jaccoud.

1865   **Lœwenberg.** — Arch. f. Ohrenheilkunde, 1" mémoire.

1868   **Kolliker.** — Eléments d'histologie humaine, traduit par Sée.

1869   **Luschka.** — Journal d'anatomie de Robin.

1869   **Meyer.** — Ueber adenoïde Vegetation in Nasenrachenhöhle Monatsschrift für Ohrenheilkunde, n° 4.

1870   **Eggel.** — Eine selt. Missbild d. Thorase.— Virch. archiv. B. 49, p. 230.

1870   **Walshe.** — Traité clinique des maladies de la poitrine, traduit par Fossagrives.

1873   **Flesch.** — Ueber eine selt. Missbild du Thorase Virch archiv. B 57, p. 289.

1873   **Flour.** — Considérations générales sur les tumeurs de la voûte pharyngienne. Thèse de Paris.

1874   **Meyer.** — Ueber adenoïd. Végetation in der Nasenrachenhöhle-archiv. für Ohrenheilk, vol. 7 et 8.

1875   **West.** — Leçons sur les maladies des enfants. Traduction Archambault.

1877   **Cassels.** — Shut your mouth and sane your life Edinbourg.

1879   **Lœwenberg.** — Les tumeurs adénoïdes du pharynx nasal Paris n° 42980 de la Biblioth. de l'Ecole. — 2me mémoire de l'auteur.

1880   **Hagman.** — Setl. vockomn Abnorm des brustkastens in Jahrb der kinderheil. Neue Fol. B XV, p. 455.

1880   **Klemperer.** — Eine merkwurdige difformital. — Wien med, Blatt, n° 50.

1881   **Gaillard.** — De l'hypertrophie des amygdales. Thèse de Paris, n° 354.

1881   **Woakes.** — Congrès international de Londres.

1882   **Ebstein** — Uber die Trichteibrust. Deutsch archiv. f. klin med, B. XXX, p. 241.

1883   **Ebstein.** — Ein weit Fall v. Trichteibrust. Deutsch archiv. f. klin med, B 33 p. 100.

1883   **Calmettes.** — Gazette médicale.

1883   **Graeffner.** — Ein Fall v. Trichterbrust. Deutsch archiv. f. klin med, B 33, p. 95.

1883   **Mulhauser.** — Ueber Tricheibust. Deutsch archiv. f. klin med, B 33, p. 98.

1883   **Peisson.** — Thèse de Paris.

1884   **Barthez et Sanné.** — Traité des maladies des enfants.

1884   **Coen.** — Uu nuovo caso di torace imbutiforme. Bull. des sciences médicales de Bologne, V. 14, p. 5.

1884   **Percival.** — Caso di torace imbutiforme. Revue clinique de Bologne, p. 401.

1884   **Waldeyer.** — Deutsch med, wochenschrift, n° 20.

1885 **Beaunis et Bouchard**. — Anatomie descriptive, p 772.

1885 **Resci**. — Notevole déformita toracica. Gior, med. del R Esercito e della R Marina novemb.

1885 **Ziem de Dantzig**. — Allgemeine med. central. Zeitung, n° 64.

1886 **Chatellier**.— Des tumeurs adénoïdes du pharynx. Thèse de Paris, n° 92.

1886 **Grancher**. — Annales des maladies de l'oreille. — Mai.

1886 **Vetlesen**. — Centralb. fur. klin med., n° 43.

1887 **Balme**.— De l'hypertrophie des amygdales. Thèse de Paris, n° 314.

1887 **Coupard**.— Les tumeurs adénoïdes du pharynx et les laryngites striduleuses — Revue géné. de cliniq.

1887 **Mathias Duval**.'— Cours de physiologie, p. 387.

1887 **Moure**. — Dict. encycloped. de Dechambre, article pharynx.

1888 **Baqué**. — Stigmates physiques et psychiques de la dégénerescence mentale et héréditaire. Thèse de Paris, n° 170.

1888 **Klemperer**. — Zur Lehre von der Trichterbrust. Deutsch med. Wockens, 6 sept.

1888 **Ménière**.— Observ. de céphalée quotidienne guérie par ablation de masses adénoïdes. Archiv. de laryngolog., p. 228.

1888 **Ousoenski**. — Hypertrophie tonsillaire dans l'enfance, son importance. Annales des maladies de l'oreille, p. 342.

1888 **Ruault**. — De quelques phénomènes névropathiques réflexes d'origines amygdaliennes. Archiv. de laryngologie, 15 avril.

1888 **Sappey**. — Traité d'anatomie, T I.

1888 **Ziem**. — Ueber Asymmetrie des Schadels bei Nasenkrankheitein. (Monatschrift fur Ohrenheilkund, n° 2.)

1889 **Bilhaut**. — Déformations du thorax se rattachant à l'hypertrophie des amygdales. Annales d'Orthopédie, p. 81.

1889 **Lubet-Barbon**. — Gazette des hôpitaux.

1889 **Raymond**. — Maladies du système nerveux, Paris.

1889 **Wroblewski**. — Gazette médicale.

1890. **Boyals**.— De l'emploi du bromure d'éthyle dans l'ablation des adénoïdes. Thèse de Paris.

1890 **Charrin et Le Noir**. — Cyanore et déformation thoracique. Societ. de biolog., 8 novembre.

1890 **Delavan**.— The Jouur. of the Americ. Assoc. 20e meeting. Ann. de l'Associat. med. Amer., 8 mars.

1890 **Tichhorst**. — Traité de diagnostic médical. Traduction de Marfan et Weiss, p. 109.

1890 **Redard**. — De l'obstruction nasale, principalem. par les tumeurs adénoïdes, dans leurs rapports avec les déviations de la colonne vertébrale et les déformations thoraciques. Gazette médicale de Paris, 22 mars, p. 134.

1890 **Springer**. — La croissance. Thèse de Paris, n° 89.

1890 **Swoboda.** — Beitrag sur Formweranderung de Kindlichen Brustkosbes. — Jahrb. fur Kinderheilk. Leipzie, n. F. XXXI — 327-341.

1890 **Tillaux.** — Anatomie topographique, p. 599.

1890 **Ziem.** — Ueber Verkrummung du Virbelsaûle beï Obstruirenden Nasenleiden. Monatsschrift für Ohrenheilkunde, n° 5.

1891 **Brunon.** — Des déformations thoraciques chez les jeunes gens, remarques faites par les tailleurs. Annales d'hygiène. Paris, 520-523.

1891 **Cathell.** — Enlarged tonsils and their harmful effects on health and development. Tr. M. and Chirurg. Fac. Maryland Balt, p. 308-319.

1891 **Déjerine.** — Société de biologie, 27 juin.

1891 **Dwigth.** — The thorax in infancy. Archi. Pédiat. Philadelp. 321-332.

1891 **Flescher Ingals de Chicago.** — Hypertrophie of the pharyngeal tonsil, à clinical lecture delivered at the Bush. med. Colleg. med: News, 21 mars.

1891 **Fourrière.** — Journal de médecine de Paris.

1891 **Guye d'Amsterdam.** — Aprorexie et cephalalgie chez les écoliers. Lu au 7me congrès internat. d'hyg. Londres.

1891 **Hoffa.** — Lehrbuch de7 orthopadischer chirurgie Stuttgard, p. 220.

1891 **Kafeman.** — Schuluntersuchungen des kindlichen Nasen und Rachercraumes an 2,238 kindun mit besonderer. Beruchsichtigund der Tonsillo pharyngea und der Aprosescia nosalis.

1891 **Lejeals.** — Des polypes de l'amygdale. Gazette des hôpitaux. Paris, 97-100.

1891 **Maurel.** — Notes sur quelques modifications apportées au compas d'épaisseur sur ses applications à la mensuration de la poitrine. Bull. général de Thérapeut. Paris, p. 153.

1891 **Phocas.** — Déformations thoraciques dues à l'hypertrophie des amygdales. Gazette des hôpitaux, p. 567.

1891 **Ramadier et Sérieux.** — Une malformation spéciale de la poitrine « en entonnoir ». Nouvell. Iconograph. de la Salpêtrière. p. 337.

1892 **Baginsky.** — Traité des maladies des enfants.

1892 **Allen.** — The tonsils in health and disease. Am. Jonrn. Sci, Philad. 1-17.

1892 **Ball.** — Remarks on cases of adenoïd. vegetations. Practionner London. 1-13.

1892 **Bartoli.** — Des végétations adénoïdes du pharynx nasal. Thèse de Paris, n° 39.

1882 **Battle.** — Hypertrophy of the Third or pharyngeal toreil North. Car. M. J. Wilmington, 7-15.

1892 **Bosworth.** — The existence of e tonsil should be regarded ás a disease. Med. Rev. N.-York. 106.

1892 **Cadet de Gassicourt.** — Traité clinique des maladies de l'enfance.

1892 **Couetoux.** — Annales des maladies de l'oreille.

1892 **Duplaix.** — Les tumeurs adénoïdes et les accès de stridulisme. Gazette des hôpitaux, 3o octobre

1892 **Foucher.** — Végétations adénoïdes du pharynx. Union médicale du Canada. Montréal, p. 113.

1882 **Gouguenheim.** — Des végétations adénoïdes. Gazette des hôpitaux, p. 97.

1892 **Hagman.** — Institut Nicolas. Revue d'orthopédie.

1892 **Helot.** — De l'hypertrophie des amygdales palatine et pharyngienne. Normandie médicale. Rouen, 4o9.

1892 **Hunt.** — Serious symptomes arising from retention of nasal discharge.

1892 **Jamain et Ter..er.**— Manuel de pathologie t. IV pag. 314.

1892 **Jensen.** — Diseas.. .. the naso-pharyng al portion of the respiratory tract, 'inels relation to and ulterior·effects upor the général heath.— J. M. Ass. Chicago. 486-489.

1892 **Joal.** — Mécanisme de la respiration chez les chanteurs.—Revue de laryngologie, p. 226.

1802 **Mercier.**— Manuel de pathologie et de clinique médicales enfantiles. Paris, Steinheil 717.

1892 **Philips.** — Adénoïd vegetation of the pherynv a frequent cause of deafiness in children, their removal. — Allant M. and S. Journ. 3o9-334.

1892 **Plique.** — La tuberculose du larynx dans l'enfance. — Annales des maladies de l'oreille.

1892 **Redard.** — Traité pratique de chirurgie orthopédique, p. 338 et 461.

1892 **Rousseau.** — Kyste séreux de la cloison des fosses nasales. Cliniq. Bruxell., 193-198.

1892 **Spallitta.**— Sugli effetti prodotti dalle variaziani della pressione normal intra ed extra toracica. Arch. itali de biolog. Turin, 287-295.

1892 **Swinburne.** — Medical Record.

1892 **Thrasher.** — Hypertrophy of adenoide tissue at voult of pharynx. — Circinnatus. Lancet Cliniq., 263-265.

1892 **Watson.** — On the influence of the nasal stenosis of the general health. — Lauat Lond. 6o1-6o4.

1892 **Wroblewski.** — Contribution à l'étude des végétations adénoïdes. -- Revue de laryngologie. p. 257.

1892 **Capitan.** — Médecine moderne, p. 988.

1893 **Darton.** — Du rachitisme intra uterin. Thèse de Paris, n° 73.

1893 **Féré et Schmid.** — De quelques déformations du thorax et en particulier du thorax en entonnoir et du thorax en gouttière. — Journal de l'anatomie et de la physiologie, octobre, p. 564.

1893 **Hayem**. — Cliniques sur les maladies du corset. Journal de médedine et de chirurgie pratiques, 25 septembre.

1893 **Miches Dansac**. — Végétations adénoïdes. Annales des maladies de l'oreille, p. 966.

1893 **Schutter**. — Le nez et la bouche comme organe de la respiration. Annales des maladies de l'oreille, p. 334.

1893 **Trape**. — Contribution à l'étude des malformations costales et de la hernie congénitale du poumon. Bordeaux, n° 86.

1894 **Beausoleil**. — Occlusion congénitale osseuse des arrière-fosses nasales. Journal de médecine de Bordeaux.

1894 **Calvert**. — Obstruction trachéale, dyspnée respiratoire et emphysème. S'-Barthél. hos. Répert. XXIX, p. 323.

1894 **Castex**. — Du mouvement de croissance après l'ablation des végétations. Société de mé lecine pratique.

1894 **Castex et Malherbes**. — Contribution à l'étude des tumeurs adinoïdes. Bull. médic. Paris. 205.

1894 **Chabory**. — Progrès médical, p. 425. Les facteurs de l'anémie dans les maladies des voies respiratoires.

1894 **Cheval**. — De l'hypertrophie de la tonsille rétro-pharyngienne et de ses complications. Bruxelles, Lamertin.

1894 **Collier**. — Clinical lecture on chronic nasal obstruction and some of its conséquences. Med. Week Par. 37.

1894 **Combry**. — De la prétendue hérédité du rachitisme. Soc. méd. des Hôpipitaux, 10 juin.

1894 **Decourt**. — La rhinite hypertrophiq. chez les enfants, ses complications. Thèse de Bordeaux.

1894 **Dutauziet**. — De l'asthme survenant chez les enfants porteurs de végétations adénoïdes. Thèse de Paris.

1894 **Escat**. — Evolution et transformations anatomiques de la cavité vaso-pharyngienne. Paris Steinheil.

1894 **Fletcher Ingals** — Hypertrophy of the pharyngeal or Luschka's Tonsil. Journal of the Americ med. associat. 29 sept.

1894 **Gibb**. — The importance of earley recongnition and treatment of obtructive disease of the upper respiratory tract. J. Am. M. Ass. Chicago 696-700.

1894 **Gougueinheim** — Sur l'oblitération congénitale osseuse des choannes. Annales des malad. de l'oreille 43-59.

1894 **Hogner**. — Mensuration du thorax au moyen du stethokystographe. Med. Record. 3 mars.

1894 **Kjelman** — Epileptiforme anfalle durch. Veränderunger in der Nasenhohlen hervorgerufer. Berl. klin. Woch. n° 13, p. 316.

1894 **Knigh**. — A case of torticollis following the removal of adenoids of the naso-pharynx, with remarks on nasal reflexes. Am. Med. Surg. Bull. N.-Y. 348.

1894 **Lavrand**. — Journal des sciences médic. de Lille, p. 305.

1894 **Le Dentu**. — Sur un travail de M. le D' Clozier, Intitulé : Asymétrie acquise entre les deux moitiés du corps humain. Bulletin académ. de médecine de Paris, p. 297.

1894 **Regnault**. — Médecine moderne, 28 avril.

1894 **Sallard**. — Hypertrophie des amygdales. Thèse de Paris.

1894 **Scheppergrell**. — The influence of disease of the nose and naso-pharynx on the other parts of the body.
Med. and Surgery Journal Nouvelle-Orléans, p. 87, 100.

1894 **Smith**. — Types ands methode of respiration.
Med. Rec. V. 1, 67

1894 **Thompson**. — The effect of obstruction in the upper air passages on the general health.
Tr. Ohio. Med. Soc. Toledo.

1894 **Wachsmuth**. — Théorie du rachitisme.
Jahib. für Kinderheilk. XXXIX, p. 24.

1894 **Zariquiez**. — Contribution à l'étude des déformations du thorax dans le rachitisme.
Journal de clinique et de thérapeutique infantiles, n° 51, 18 octobre.

1895 **Allen**. — L'âge et le sexe dans les maladies des voies respiratoires supérieures. — American j. of med. sc. juin.

1895 **Barlow**. — De la scoliose infantile et de ses rapports avec le rachitisme. — Brid. med. j. 10 nov.

1885 **Bolhadère**. — Troubles digestifs de l'amygdalite chronique. — Thèse de Paris.

1895 **Escat**. — De l'ablation de l'amygdale de Luschka ; indications et contre-indications. — Arch. méd. Toulouse, 15 février.

1895 **Gaches-Sarrante**. — Revue d'hygiène.

1895 **Galliard**. — Plessimétrisme hydroacrique de la base du thorax.
Semaine méd., 17 août.

1895 **Glenard et Siraud**. — Revue des maladies de la nutrition, p. 340, 428, 489. et Lyon-Médical, 9 et 16 juin, 7 et 14 juillet.

1895 **Groenbech**. — Des rapports de l'incontinence d'urine et les végétations adénoïdes. — Arch. f. Laryng. II.

1895 **Guément**. — De l'influence exercée par la présence de tumeurs adénoïdes sur l'augmentation de volume des amygdales.
Annales de la policlinique de Bordeaux.

1895 **Haynes**. — Sur les difformités congénitales du thorax.
American med. surg. Bullet, nov.

1895 **Hermet**. — Doit-on toujours opérer les tumeurs adénoïdes ?
Journal de cliniq. infant., 20 décemb.

1895 **Kuyk**. — Influence de l'occlusion nasale sur l'intelligence.
N.-York med. jour., 15 décemb.

1895 **Lavrand**. — Déformation de la face et obstruction des voies respiratoires supérieures. — Revue de laryng. Respiration buccale et nasale. — La voix, mai.

1895 **Marie**. — Déformation en taille de guêpe. Journal de la Société méd. des hôpitaux, décembre.

1895 **Romano**. — Sur la valeur de la mensuration du thorax. Morgagni, mars.

1895 **Runge**. — Le premier cri et la première respiration. Berlin. klin. Woch. 4 février.

1895 **Wilmart**. — Action des muscles respirateurs. La voix, avril.

1895 **Boulay**. — Des causes d'obstruction nasale chez les enfants. Revue des maladies de l'enfance, mars et avril.

1895 **Boulay**. — Crises épileptiformes et hypertrophie des amygdales. La Méd. Mod. du 6 mai.

1895 **Catex**. — De la sténose congénitale ou autre simulant le syndrôme adénoïdien. La Méd. Mod. du 6 mai.

1896 **Escat**. — De la sténose congénitale des fosses nasales et du naso-pharynx. — Archives internationales de laryngologie, p. 189.

1896 **Helme**. — Traitement des végétations adénoïdes. — Société Française d'Otologie, Laryng. et Rhinolog. Mai.

1896 **Lemoyer**. — Congrès de la société française de laryngologie. Gazette hebdomadaire de médecine et de chirurgie du 14 mai.

1896 **Lubet-Barbon**. — De la sténose congénitale ou autre simulant le syndrôme adénoïdien. La médecine moderne du 6 mai.

1896 **P. Marie** — Déformations thoraciques dans quelques affections médicales. Gazette hebdomadaire de médecine et de chirurgie du 16 février.

1896 **P. Marie**. — Cyanose par malformation congénitale du cœur. Leçons de cliniq. médic. de l'Hôtel-Dieu.

1896 **Marfan**. — Etiologie et pathogénie du rachitisme. Revue des Maladies de l'Enfance. Mai.

1896 **Moure**. — Congrès de la Société française de laryngologie. Dans Gazette hebdomadaire de médecine et de chirurgie du 14 mai.

1896 **N. Veit**. — Archives de Langenbeck.

1896 **Poyet**. — De la sténose congénitale ou autre simulant le syndrôme adénoïdien. La Médecine moderne du 6 mai.

1896 **Potain**. — Des modifications du poumon dans la pleurésie. L'Indép. méd., p. 73.

Allen, 92 et 95

Baginski, 92
Ball, 92
Balme, 87
Baqué, 88
Barlow, 95
Bartels, 91
Barthez et Sanné, 81
Bartholi, 92
Battle, 92
Baudens, 33
Beaunis et Bouchard, 85
Beausoleil, 94
Bilhaut, 81
Billard, 28
Bolhadère, 95
Bosworth, 92
Boulay, 96
Boyals, 90
Brunen, 91

Cadet de Gassicourt, 92
Calvert, 94
Calmettes, 83
Capitan, 93
Carton, 93
Cassels, 77
Casteix, 94
Castex, 94 et 96
Castex et Malherbes, 94
Cathell, 91
Chabory, 94
Charrin et Le Noir, 90
Chassaignac, 44
Chateiller, 86
Cheval, 94
Clozier, 94
Collier, 95
Coen, 84
Comby, 94
Couetoux, 92
Coulson, 28
Coupard, 87

Decourt, 94
Déjerive, 91
Delavar, 90
De St Germain, 65

Duplaix, 92
Dupuytren, 28
Dutauziet, 94
Dwight 91

Ebstein, 82 et 83
Eggel, 70
Eichhorst, 90
Escat, 95 et 95 93

Fabre, 85
Féré et Schmid, 93
Flesch, 73
Flescher Ingals, 64 et 94
Flour, 73
Foucher, 92

Gaches-Sarrante, 95
Gaillard, 81 et 95
Gibb, 94
Glénard et Siraud, 95
Gouguenheim, 92 et 94
Graeffner, 83
Grancher, 86
Groenbeck, 95
Guément, 95
Guye, 91

Hagman, 80 et 93
Hayem, 93
Haynes, 95
Helme, 96
Helot, 92
Hermet, 95
Hoffa, 91
Hogner, 94 et 95
Hunt, 92
Hutchinson, 56

Jamain et Terrier, 92
Jensen, 92
Joal, 92

Kafeman, 91
Kassoutz, 96
Kjelmar, 94
Klemperer, 80 et 88
Koelliker, 68
Knight, 94

Kuyk, 95

Lacauchie, 53
Lambron, 61
Lasègue, 56
Lavrand, 93-94 95
Le Dentu, 94
Lejars, 91
Lemoyer, 96
Lœwenberg, 65 et 79
Lubet-Barbon, 89 et 96
Luschka, 69

Marie, 95 et 96
Marfan, 96
Mathias Duval, 87
Maurel, 91
Ménière, 88
Mercier, 92
Meyer, 69 et 74
Michel Dansac, 93
Moure, 67 et 96
Mulhauser, 83

Ouspenski, 88

Percival, 84
Peisson, 83
Philips, 93
Phocas, 91
Plique, 92
Potain, 96
Poyet, 99

Ramadier et Sérieux 91
Rayer, 29
Raymond, 89
Redard, 90-92-96
Regnault, 94
Resci, 85
Robert, 43
Romano, 95
Rousseau, 92
Ruault, 88
Runge, 95

Sallard, 94
Sappey, 88
Schnepf, 55
Schutter, 93

Scheppergrell, 94
Sellier, 95
Shaw, 41
Smith, 91
Spallita, 92
Springer, 90
Swinburne, 92
Swol boda, 90

Testut,

Thompson, 94
Thrasher, 92
Tillaux, 90
Trape, 93

Veit, 96
Vetlesen, 86
Vidal de Cassis, 61

Wachsmuth, 94

Waldeyer, 81
Walshe, 70
Warren, 38 et 39
Watson, 92
West, 75
Wilmart, 95
Woakes, 81
Wroblenski, 89 et 92

Zariquiey, 94
Ziem, 85, 88 et 90

Lille. — Typ. & Lith. Le Bigot frères, Rue Nationale, 68

9 782016 174166